Dr. J.C. Winters, huisarts

Schouderklachten

Practicum huisartsgeneeskunde

een serie voor opleiding en nascholing
redactie
dr. H.E. van der Horst
dr. M.E.T.C. van den Muijsenbergh
drs. J. Talsma
dr. J.O.M. Zaat

Dr. J.C. Winters, huisarts

Schouderklachten

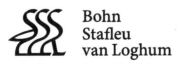

Bohn
Stafleu
van Loghum

Houten, 2016

Tweede (ongewijzigde) druk, Bohn Stafleu van Loghum, Houten 2016

ISBN 978-90-368-1502-4   ISBN 978-90-368-1503-1 (eBook)
DOI 10.1007/978-90-368-1503-1

NUR 870
Omslagontwerp en typografie: Marianne Elbers, Amsterdam

Bohn Stafleu van Loghum
Het Spoor 2
Postbus 246
3990 GA Houten

www.bsl.nl

Inleiding

Klachten van het houdings- en bewegingsapparaat vormen bijna 20% van het werk van de huisarts. Schouderklachten nemen binnen deze groep een grote plaats in. De perceptie rond de diagnostiek en behandeling van schouderklachten is in het afgelopen decennium nogal veranderd, getuige de *Standaard Schouderklachten* uit 1999, die veel uitspraken en adviezen van de Standaard uit 1991 moest herroepen en veranderen.

De plaats van de huisarts binnen de therapeutische mogelijkheden voor schouderklachten is meer dan een verwijzing naar een fysiotherapeut. Antiflogistische therapie met medicatie of injectie en begeleiding van de patiënt zijn duidelijke taken voor de huisarts. Gelukkig wordt dit nu ook erkend door de verzekeraars in de vorm van vergoedingen via de flexiezorg.

In dit boekje wordt met een tiental casussen ingegaan op een aantal veelvoorkomende en herkenbare problemen van patiënten met schouderklachten. De aanpak van deze problemen is gebaseerd op de inzichten van de Standaard en de laatste bevindingen in de literatuur. Daarnaast presenteert het een pragmatische aanpak voor effectief en efficiënt huisartsgeneeskundig handelen.

Hoewel ik met dit boekje pleit voor een nadrukkelijke rol van de huisarts in de behandeling en begeleiding van patiënten met schouderklachten, is de huisarts niet de enige arts of behandelaar die zich met schouderklachten bezighoudt. Ook verwijzingen binnen de eerste en tweede lijn en de interactie met de controlerende sector komen in dit boekje aan bod.

Ik heb dankbaar gebruik kunnen maken van de diensten en adviezen van een aantal collega's met betrekking tot de handelingen in de tweede lijn en door de bedrijfsarts. Cor Muskee, revalidatiearts AZG/Beatrixoord en lid van de commissie van de Gezondheidsraad inzake de RSI-problematiek, voorzag me van teksten en adviezen inzake het hoofdstuk over RSI. Dr. Ron Diercks, orthopedisch chirurg AZG, gaf adviezen en commentaar met betrekking tot de hoofdstukken over operatieve behandeling van schouders bij *impingement*-letsel en schouderluxaties. Rients Jorna, bedrijfsarts, leverde tekst en commentaar voor het hoofdstuk waarbij werd ingegaan op de interacties met de bedrijfsarts. Steef Bredeweg, sportarts AZG, heeft in hoofdstuk 10 de mogelijkheden beschreven

die de sportarts heeft bij de behandeling van patiënten met schouderklachten op basis van sport(overbelastings)letsel.

De laatste twee personen die ik nog wil bedanken zijn dr. Joost Zaat,
mijn sparringpartner, die met helder commentaar de zwakke en de
sterke kanten van mijn schrijfsels aangaf en ten slotte Wendellien Win-
ters-Smid, mijn echtgenote, die steeds weer mijn vele probeersels corri-
geerde en van commentaar voorzag.

Glimmen, januari 2003
Dr. Jan C. Winters

Inhoud

1 Schouderklachten, waar zit de pijn nu eigenlijk?

Casus

Meneer De Jong, een 49-jarige ambtenaar bij de Provinciale Staten, bezoekt voor de zesde keer in drie jaar uw spreekuur wegens schouderklachten aan de rechterkant. U heeft in het verleden al veel therapeutische strategieën op hem losgelaten. Analgetica en NSAID's hadden niet het gewenste effect, met als gevolg dat meneer De Jong ze óf niet, óf zeer onregelmatig slikte. Diverse fysiotherapeutische interventies hadden hooguit een tijdelijk effect. Aan de inzet van de fysiotherapeut had het niet gelegen. Er waren verschillende fysiotechnische applicaties toegepast en de pijnlijke aanhechtingsplaatsen waren gefrictioneerd. Daarnaast had de fysiotherapeut hem gestimuleerd tot veel oefenen.

Ook in de tweede lijn was meneer De Jong niet veel verder gekomen. De geconsulteerde orthopeed had zijn schouder geïnjecteerd. Daarna was het wel een poos wat beter gegaan, maar de klachten kwamen toch weer terug.

'Dokter, nu wil ik eindelijk wel eens weten wat er met mijn schouder aan de hand is. Ik loop er nu al een paar jaar mee rond. Bij iedere dokter of therapeut krijg ik weer een ander verhaal te horen over wat er met mijn schouder aan de hand is. Ik denk zelf dat het om een soort van zenuwontsteking gaat, maar de fysiotherapeuten en de orthopeed hebben het over heel andere dingen. Misschien bedoelen ze wel hetzelfde, maar ik begrijp niets van die kretologie. Ik wil nu eindelijk wel eens weten wat er met mijn schouder aan de hand is. Als we dat nu eens zouden weten, dan kan er vast en zeker ook iets aan gedaan worden. Zo komen we niet verder.'

U bladert nog eens door het dossier en komt inderdaad nogal wat diagnostische kreten tegen: bursitis, verderop is er weer sprake van een supraspinatus tendinitis, maar ook wel eens van een infraspinatus tendinitis. De orthopeed schreef over chronische impingement. De fysiotherapeut heeft het ergens over de peesaanhechtingen en verderop staat iets over nekklachten met blokkering van de eerste rib.

Omdat u wel belangstelling heeft voor klachten van het houdings- en bewegingsapparaat en het toch onbevredigend is dat er nooit een duidelijke diagnose is gesteld, besluit u om samen met meneer De Jong weer eens alles netjes op een rijtje te gaan zetten. U trekt voor een volgend consult wat extra tijd uit om helderheid over zijn klachten en onderliggende pathologie te krijgen.

Uit de anamnese komt het volgende naar voren. Volgens meneer De Jong zit de pijn in zijn rechterschouder en is deze de afgelopen tijd weer vrij hevig. Hij wijst de dermatomen c4, c5 en deels c6 aan. De pijn komt niet voorbij de elleboog. Af en toe zijn er ook wel eens wat nekklachten, maar die staan niet op de voorgrond. Er zijn geen andere (gewrichts)klachten. De klachten bestaan nu ongeveer twee jaar en hij kan zich geen speciale aanleiding of oorzaak meer herinneren. De pijn is erg wisselend, er zijn weken bij dat het redelijk gaat, maar als hij iets te veel handelingen verricht waarbij hij zijn armen moet heffen of boven-hands moet werken, dan wordt dit direct afgestraft met een toename van de klachten. Belasten en bewegen geven dus duidelijk meer klachten van zijn schouder. Dit vertaalt zich ook naar de hinder in het dagelijks leven. Bovenhandse werkzaamheden zijn uitgesloten. Aan het partijtje volley-bal na afloop van de wekelijkse conditietraining heeft hij al in geen maanden meegedaan.

Er zijn perioden dat hij 's nachts wakker wordt van de pijn. Dit was de laatste weken ook weer het geval. Het lijkt overigens nu weer wat beter te gaan, hij heeft alleen nog last als hij op de pijnlijke schouder ligt.

Behalve de injectie van de orthopeed hadden de behandelingen wei-nig geholpen. Op dit moment neemt hij zo nodig ibuprofen voor de pijn, wat toch even wat verlichting geeft.

Op grond van het verhaal van de patiënt lijkt het alsof bij het heffen van de arm steeds iets in knel komt. Opvallend is ook de wisselende intensiteit van de klachten – perioden met veel en weinig klachten wis-selen elkaar af. Zou dat misschien een reden zijn voor al die verschil-lende diagnoses? Kan de diagnostische interpretatie afhangen van het stadium van de klachten waarmee de patiënt bij een arts of therapeut gezien wordt? Verder valt het op hoe weinig eenheid er zit in de diagno-se en het beleid van de diverse therapeuten en de specialist. Iedereen doet wat kennelijk in zijn of haar straatje te pas komt, de samenhang in diagnostiek en therapie ontbreekt totaal.

Welk tests voor de schouder zou u doen?	Afhankelijk van het leerboek van keuze kan een uitgebreid scala van fysisch-diagnostische tests op de schouder worden losgelaten (zie het kader).[1,2,3,4]

Het betreft hier een onderzoek met een indrukwekkend aantal tests. Daarbij komt nog dat een aantal tests in een specifieke uitgangshouding van de patiënt moeten worden verricht. Dit vraagt nogal wat kennis en handigheid van de onderzoekend (huis)arts.

Gelukkig is uit recent onderzoek gebleken dat deze lange rij diagnos-tische tests niet meer op een schouder hoeft te worden losgelaten.

De interdoktervariatie bij een groot aantal fysisch-diagnostische tests zoals die in het functieonderzoek van de schouder worden gebruikt, blijkt voor de meeste tests behoorlijk te kunnen variëren. In een Amster-

- Actief functieonderzoek van de cervicale wervelkolom, bestaande uit flexie, extensie, rotatie naar links en naar rechts, en lateroflexie naar links en naar rechts
- Actieve anteflexie en abductie van beide armen
- Actieve anteflexie en abductie van de aangedane zijde
- Passieve totaal abductie (pijnlijke schouder vergelijken met de andere zijde)
- Passieve abductie met gefixeerde schoudergordel/scapula voor het expliciet testen van de glenohumerale abductie (pijnlijke schouder vergelijken met de andere zijde)
- *Impingement sign*: de pijn die kan worden opgewekt door de bovenarm eerst passief te abduceren met gefixeerde schoudergordel/scapula en vervolgens met de bovenarm een rotatie of anteversie- en retroversiebeweging te maken; dit is een compressietest van de subacromiale structuren (deze test wordt veel gebruikt door orthopeden, die bij een positieve test spreken van een *impingement*-syndroom)
- Passieve exo- en endorotatie (pijnlijke schouder vergelijken met de andere zijde)
- Passieve horizontale adductie (pijnlijke schouder vergelijken met de andere zijde)
- Palpatie van het acromioclaviculair gewricht, de aanhechtingen van de musculus supraspinatus, de musculus infraspinatus en de musculus subscapularis
- Weerstandstest bij abductie, adductie, anteflexie, en exo- en endorotatie

dams onderzoek scoorden twee zeer ervaren fysiotherapeuten maar een matige overeenkomst bij de meeste diagnostische tests (zie kader).[5] Dit onderzoek betreft nog wel een weergave van een optimale situatie, want de twee fysiotherapeuten hebben langdurig met elkaar geoefend in het

In totaal werden 201 patiënten met schouderklachten, die niet waren geselecteerd op ernst of duur van de klachten, door twee fysiotherapeuten onderzocht. In 65% van de onderzochte tests werd een matige overeenkomst gevonden (Kappa: 0,40-0,60). De beoordeling van het 'eindgevoel' van de diverse bewegingen scoorde systematisch slecht (Kappa < 0,4). De abductie en rotaties onderscheidden zich nog het meest positief (Kappa respectievelijk 0,74 en 0,58).

goed uitvoeren van de tests en de interpretatie van wanneer een test als positief kan worden beoordeeld.

Het is natuurlijk weinig zinvol om allerlei diagnostische tests te doen als die niet betrouwbaar kunnen worden gereproduceerd. Gelukkig zijn er toch nog een paar tests die zich enigszins positief onderscheiden, zoals de abductie- en de exorotatietest. Daarom omvat het fysisch-diagnostisch onderzoek in de laatste versie van de *Standaard Schouderklachten* nog maar enkele items, namelijk actieve abductie, passieve abductie en passieve exorotatie. Bij deze items wordt gekeken naar pijn en functiebeperking, en worden uiteraard links en rechts vergeleken. Zo nodig kan aanvullend een functieonderzoek van de CWK worden gedaan.

Vervolg casus

Bij meneer De Jong blijkt sprake van pijn in het abductietraject, die wat wisselend in het bewegingstraject wordt aangegeven. De abductie is iets beperkt. De exorotatie is niet pijnlijk, maar wel enigszins beperkt. De functie van de CWK is ongestoord.

Wat betekenen deze bevindingen voor de diagnose? Zoals u al eerder in deze ziektegeschiedenis gezien had en ook wel eens bij de verwijzing van andere schouderpatiënten naar fysiotherapeut of specialist heeft opgemerkt, bestaan er nogal eens verschillen in diagnoses bij eenzelfde schouderprobleem. Hoe zit het eigenlijk met de betrouwbaarheid van het stellen van diagnoses?

Als artsen zijn we gewend om vanuit de bevindingen van de fysische diagnostiek een vertaling te maken naar een pathologisch-anatomische aandoening. Maar als het fysisch-diagnostisch onderzoek rammelt, is waarschijnlijk het omzetten van de bevindingen van een fysisch-diagnostisch onderzoek naar een betrouwbare diagnose ook een hachelijke onderneming.

Niets is meer waar dan dat. In diverse onderzoeken wordt gewezen op de grote interdoktervariatie bij het diagnostisch classificeren van schouderklachten. In het onderzoek van Bamji e.a. konden drie reumatologen het maar in 46% van de gevallen eens worden over een specifieke schouderdiagnose.[6] Dit is des te verbazingwekkend omdat de reumatologen de keuze hadden uit veelvoorkomende schoudersyndromen, zoals capsulitis, rotatorcuff, tendinitis en AC-problemen.

Liesdek e.a. constateerden dat er slechts een matige overeenkomst bestond tussen huisartsen en fysiotherapeuten die diagnosticeerden volgens de eerste versie (1990) van de *Standaard Schouderklachten* (Kappa: 0,32).[7]

Ten slotte het al eerdergenoemde onderzoek van De Winter e.a.[8], waarbij bij de 201 patiënten ook maar een matige overeenkomst werd gevonden tussen beide onderzoekers (Kappa: 0,45). Vaak werden de klachten geclassificeerd als mengbeeld (15%) of konden patiënten helemaal niet worden ingedeeld (20%). Veel pijn, langdurige klachten en dubbelzijdige schouderklachten hadden een nadelige invloed op de mate van overeenstemming.

Bij de hierboven beschreven onderzoeken komt de diagnose nog steeds tot stand door menselijke interpretatie van onderzoeksbevindingen. Er zijn echter statistische methoden waarbij de menselijke interpretatie kan worden uitgeschakeld.

Een van dergelijke methoden is de clusteranalyse. Je neemt een flink aantal items uit anamnese en onderzoek, stopt die op een gestructureerde manier in een PC en laat het apparaat vervolgens rekenen. Uiteindelijk zullen er op basis van overeenkomsten van patiëntenkenmerken een aantal clusters worden geproduceerd. Dit zijn groepen patiënten die globaal dezelfde kenmerken vertonen en mogelijk dus in dezelfde diagnostische categorie zullen vallen. Met materiaal uit de Nederlandse huisartspraktijk zijn twee clusteranalyses gedaan.[9,10] De Jongh vond in zijn onderzoek twee groepen: één met bewegingsbeperkingen en één zonder bewegingsbeperkingen, maar met een painful arc. In de analyse van Winters en Groenier bleek dat bij het eerste consult drie patiëntengroepen konden worden onderscheiden: een groep met forse beperkingen van de glenohumerale structuren en hevige pijn, een groep met lichte tot matige beperkingen en matige pijn, en een groep zonder beperkingen en met lichte tot matige pijn. Twee weken na insluiting werd wederom een analyse gedaan met de gegevens van de patiënten, hetgeen weer drie clusters opleverde: twee clusters met beperkingen van de glenohumerale beweeglijkheid en een cluster zonder beperkingen van de glenohumerale structuren. Waar eerder sprake was van respectievelijk forse tot matige beperkingen, waren er nu respectievelijk matige tot lichte beperkingen. Verder bleek dat zich binnen de clusters verschuivingen van patiënten hadden voorgedaan. Dit betekent dat de klachten van de patiënt en de bevindingen van het functieonderzoek in de loop van twee weken aanzienlijk kunnen verschillen. Een vast patroon van symptomen en bewegingsbeperkingen werd in beide analyses niet gevonden.

De clusteranalyses komen niet verder dan tot een twee- of driedeling. Het lijkt mogelijk om een globaal onderscheid te maken tussen schouderproblemen met en schouderproblemen zonder beperkingen van de glenohumerale structuren. Deze resultaten maken de toepassing van gedetailleerde diagnostische classificaties zeer twijfelachtig.

Als de eerdere argumenten van de interdoktervariatie bij de fysische diagnostiek mede in aanmerking genomen worden, maakt dit alles het stellen van een exacte diagnose bij schouderklachten een hachelijke onderneming.

De laatste versie van de *Standaard Schouderklachten* (1999) sluit hierbij aan. De specifieke syndroomindeling is vervallen. Er is een globale indeling van glenohumerale functiestoornissen met bewegingsbeperkingen in het abductie- en/of exorotatietraject en zonder bewegingsbeperkingen, maar met een pijnlijk abductietraject. (Met daarbij de kanttekening dat de bevindingen van het fysisch-diagnostisch onderzoek op verschillende tijdstippen binnen een klachtenepisode kunnen variëren.) De vertaling van de bevindingen van het fysisch-diagnostisch onderzoek naar een specifieke pathologisch-anatomische diagnose wordt niet meer gemaakt.

Vervolg casus

Meneer De Jong wilde zo graag een duidelijke en specifieke diagnose. Met de nieuwe Standaard Schouderklachten in de hand moet u hem zien uit te leggen dat een specifieke diagnose niet betrouwbaar kan worden gesteld. U komt eigenlijk niet verder dan wisselend klachten in het abductietraject, waarbij waarschijnlijk de irritatie van de subacromiale structuren de oorzaak is. U kunt echter niet specifiek zeggen welke structuur precies de oorzaak is voor zijn klachten.

Meneer De Jong reageert wat teleurgesteld nu er nog steeds geen specifieke diagnose is gesteld en dat ook niet mogelijk blijkt. Maar gelukkig voor hem is er één troost: ook zonder specifiek te zijn is een effectieve behandeling mogelijk.

Want wat gebeurt er uiteindelijk met een diagnose? Aan een diagnose koppelen we een therapie. Wat zijn de therapeutische mogelijkheden in de huisartspraktijk wat betreft schouderklachten?

Dat zijn er slechts drie: een afwachtend beleid met analgetica of NSAID's, fysiotherapie of injectietherapie. Voor deze therapieën is een exacte pathologisch-anatomische diagnose niet nodig, behalve dan misschien bij de injectietherapie. Maar zolang we een diagnose als supraspinatus aanhechtingstendinopathie niet met zekerheid kunnen stellen – de schouderklachten worden bij de ene arts geduid als een supraspinatus tendinopathie en bij de andere als een bursitis subacromialis of infraspinatus tendinopathie – dan wordt een specifieke injectiebehandeling een gok. Een oplossing ten aanzien van de injectiebehandeling is om niet in specifieke structuren te injecteren, maar meer globaal, bijvoorbeeld alleen intra-articulair of subacromiaal. In geval van twijfel kan men ook in beide structuren injecteren. In de volgende hoofdstukken komen we nog op deze kwestie terug.

Vervolg casus

Meneer De Jong hoort het allemaal een beetje gelaten aan, maar is blij dat er toch nog wel wat aan die vervelende schouder is te doen. We adviseren meneer De Jong een injectie met triamcinolonacetonide subacromiaal.

Literatuur

1   Boumans MTA, Van Ooy A. Het onderzoek van de bovenste extremiteiten. Utrecht: Bunge, 1990.

2   De Wolf AN. Onderzoek van het bewegingsapparaat. Houten: Bohn Stafleu Van Loghum, 1990.

3   Frisch H, Programmierte Untersuchung des Bewegungsapparates. Berlin: Springer-Verlag, 1987.

4   Neer CS. Impingement lesions. Clin Orthop 1983;173:70-7.

5   De Winter AF, Jans MP, Scholten RJPM, De Wolf AN, Van Schaardenburg D, Bouter LM. Physical examination of the cervical spine and shoulder in patients with shoulder complaints: inter-observer agreement on symptoms, signs and diagnostic criteria. In: De Winter AF. Diagnosis and classification of shoulder complaints (Thesis). Amsterdam: EMGO-instituut Vrije Universiteit 1999:23-37.

6   Bamji AN, Erhardt CC, Price TR, Williams PL. The painful shoulder: can consultants agree? Br J Rheumatol 1996;35:1172-74.

7   Liesdek C, Van der Windt DAWM, Koes BW, Bouter LM. Soft-tissue disorders of the shoulder. A study of inter-observer agreement between general practitioners and physiotherapists and an overview of physiotherapeutic treatment. Physiotherapy 1997;83:12-21.

8   De Winter AF, Jans MP, Scholten RJPM, De Wolf AN, Van Schaardenburg D, Bouter LM. Diagnostic classification of shoulder disorders: inter-observer agreement and determinants for disagreement. Ann Rheum Dis 1999;58:272-77.

9   De Jongh AC, Schouderklachten in de huisartspraktijk [dissertatie]. Rotterdam: Erasmus Universiteit Rotterdam, 1994.

10 Winters JC, Groenier KH, Sobel JS, Arendzen JH, Meyboom-de Jong B. Classification of shoulder complaints in general practice by means of cluster analysis. Arch Phys Med Rehabil 1997;78:1369-74.

Casus

De 43-jarige mevrouw De Leeuw is de tweede patiënte op uw spreekuur die ochtend. Ze komt bijna nooit voor zichzelf, maar u ziet haar wel vaak voor één van haar drie nog jonge kinderen. Ze is een duidelijk geval van een 'late leg'. Haar werk als medisch secretaresse doet ze nog maar een paar dagdelen per week, voor de rest heeft ze het – zoals ze zelf eens vertelde – op een plezierige manier druk met haar gezin.

'Mijn rechterschouder doet sinds zes weken behoorlijk pijn. Ik kan er nauwelijks wat mee tillen, wat met die kleine kinderen best lastig is.'

Voordat u overgaat tot een paar snelle anamnestische vragen om het probleem wat verder in kaart te brengen vraagt u zich af wat nu eigenlijk de meest relevante anamnestische vragen zijn.

Bij de anamnese gaat het erom een balans te vinden tussen het verkrijgen van voldoende informatie en de relevantie van die informatie. In wetenschappelijk onderzoek worden bijvoorbeeld vragenlijsten gebruikt die ingaan op het functioneren van de patiënt. Deze vragenlijsten bevatten veel vragen over eten, slapen, werk en recreatie. Bij evaluatie van deze uitgebreide vragenlijsten met het oog op patiënten met schouderklachten in de huisartspraktijk bleek dat het vragen naar nachtelijke pijn, slaapproblemen door de pijn en de ernst van de pijn bij bewegen praktisch even veel informatie opleverde als het werken met uitgebreide functievragenlijsten.[1]

Uiteraard zijn er naast deze pijnaspecten natuurlijk nog andere dingen die we graag willen weten.

In de anamnese voor schouderklachten zijn vier aspecten te onderscheiden:
– persoonsgebonden informatie, zoals leeftijd, geslacht, comorbiditeit, enzovoort;
– informatie over de aard van de klachten;
– informatie over de ernst van de klachten;
– uitsluiting van andere pathologie.

Persoonsgebonden informatie

We nemen aan dat de persoonsgebonden informatie van mevrouw De Leeuw verder bekend is.

Informatie over de
aard van de
klachten

Waar zit de pijn precies?

Bij schouderpijn wordt de pijn aangegeven in het gebied dat in afbeelding 2.1 is weergegeven.[2]

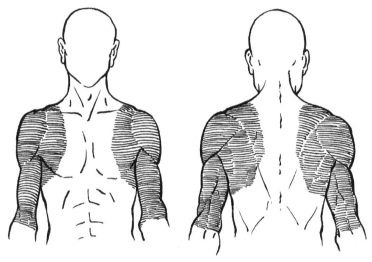

Afbeelding 2.1   Waar zit de pijn precies?

In het verleden werd vaak een koppeling gemaakt met een specifieke dermatoomlocatie van de pijn naar een specifieke glenohumerale aandoening. Deze gedachte is achterhaald.[3] De locatie van de pijn dient puur om het probleem af te bakenen.

Zijn er bijkomende nekklachten?

Deze vraag wordt gesteld in verband met een mogelijke betrokkenheid van de structuren van de cwk en de cervicothoracale overgang (schoudergordel). In ongeveer 40-50% van de schouderklachten bestaan er tevens nekklachten.[4]

Is er uitstraling? Zijn er prikkelingen of tintelingen?

Ontstekingen en irritaties van de structuren in en rond het glenohumerale gewricht geven uitstralende pijn in de arm. Veel patiënten klagen over prikkelingen of tintelingen in de arm, die weer vaker worden gezien in samenhang met bijkomende nekklachten.

Hoe lang bestaat de pijn?

Hoe is deze ontstaan? (spontaan, trauma)?

In ongeveer 20% van de gevallen wordt een licht trauma als oorzaak van de klachten gegeven.[5]

Hoe was het beloop?

Continue klachten of juist een zeer wisselend beloop.

Hoe was de reactie op de gegeven behandelingen?
Een goede reactie op een NSAID of eerdere injectietherapie is een
aanwijzing dat er een ontstekings- of irritatiereactie in het spel is.

Informatie over de ernst van de klachten

Hoe erg vindt de patiënt de pijn?
Laat de patiënt de pijn weergeven met een getal tussen 0 en 10. Nul is
geen pijn, 10 is ondraaglijke pijn.
Is er sprake van uitstraling?
Hoe heftiger de mate van de ontstekings- of irritatiereactie van de gle-
nohumerale structuren, des te meer uitstraling er in de arm is.
Neemt de pijn toe met beweging?
Hoe ernstiger de ontsteking of irritatie van de glenohumerale structu-
ren, des te meer pijn bij bewegen en bewegingsbeperking.[6]
*Heeft de patiënt hinder van de pijn in het dagelijks leven, bijvoorbeeld met werken,
het huishouden, sporten, enzovoort?*
Heeft de patiënt 's nachts pijn? Slaapt hij slecht door de pijn?
Hoe heftiger de ontsteking of irritatie van de glenohumerale structu-
ren, des te erger wordt nachtelijke pijn ervaren.[7]
Is liggen op de aangedane zijde pijnlijk?
Bij toenemende ernst van schouderklachten is eerst het liggen op de
aangedane zijde pijnlijk. Indien klachten in hevigheid toenemen ont-
staan ook nachtelijke pijn en slaapstoornissen door de pijn.[7]

Uitsluiting van andere pathologie

Is er sprake van uitstraling? Zijn er prikkelingen of tintelingen?
Overweeg de mogelijkheid van eventuele radiculaire pijn.
Zijn er bijkomende nekklachten?
Nek- en schouderklachten zijn nauw met elkaar verweven. In de
komende hoofdstukken komen we hier nog op terug.
Zijn er andere gewrichtsklachten?
Indien dit het geval is overweeg dan een systeemziekte, bijvoorbeeld
reuma of polymyalgia rheumatica.
Is er sprake van een maligniteit in de anamnese?
Overweeg de mogelijkheid van botmetastasen.
*Zijn er bijkomende klachten die kunnen duiden op aandoeningen van het hart of de
longen?*
Meestal betreft het ernstige bijkomende klachten, zoals thoracale
pijnklachten, benauwdheid of pijn bij de ademhaling.

Diverse anamnestische vragen geven informatie over verschillende
anamnestische deelaspecten, zoals de vraag naar uitstraling van de pijn.
Als er echt sprake is van pijn in de arm zegt de mate van uitstraling iets
over de heftigheid van de glenohumerale ontstekingsreactie. Veel pa-

tiënten klagen echter over prikkelingen en tintelingen. Deze klacht is vrij aspecifiek en heeft mogelijk te maken met functiestoornissen van de schoudergordel. De overgang van aspecifieke prikkelingen en tintelingen naar een meer neuralgiform beeld kan vrij subtiel zijn. Hier moet men 'denken aan andere pathologie'. Onderzoek bij twijfel de CWK om een cervicale HNP uit te sluiten.

Vervolg casus

Het verhaal van mevrouw De Leeuw is gelukkig vrij rechttoe, rechtaan. Ze heeft nog nooit eerder schouderklachten gehad. Zes weken geleden ontstonden echter klachten, zonder dat er een duidelijke oorzaak aan te wijzen was. Eerst zeurde het slechts een beetje en was dat eigenlijk alleen lastig, maar de pijn werd steeds erger. Liggen op de rechterschouder wilde na twee weken ook niet echt goed meer. De laatste twee weken werd ze zelfs 's nachts een paar keer wakker van de pijn. Eerst had ze nog de hoop dat het wel vanzelf zou afzakken, maar nu de nachtrust een probleem blijft wil ze toch wat hulp.

Hoe zit het eigenlijk met het vóórkomen en het beloop van schouderklachten in de huisartspraktijk?

Tien procent van alle mensen zal ooit in zijn/haar leven één of meer episodes met schouderklachten meemaken. Het vóórkomen in de bevolking varieert afhankelijk van het onderzoek van 100 tot 160 per 1000 mensen.[8] De incidentiecijfers in de huisartspraktijk zijn 15 tot 25 per 1000 ingeschreven patiënten per jaar.[4,5] Een substantieel deel van de potentiële patiënten komt dus niet (meer) met zijn klachten bij de huisarts.

De 'gemiddelde' schouderpatiënt is 48 jaar oud (SD = 15). Van deze groep patiënten is 60% vrouw. Iets minder dan 20% heeft een licht trauma in de anamnese (bijvoorbeeld een ruk aan de arm). De helft heeft geen betaald werk.[4,5]

De helft van de patiënten heeft zo'n vier weken of minder last van de klachten als ze voor het eerst met schouderklachten op het spreekuur komen. Van deze groep meldt de helft zich al binnen één week. Er is overigens ook een aanzienlijk deel van de patiënten (25%) dat al langer dan zes maanden klachten heeft alvorens met schouderklachten op het spreekuur te komen.[5]

Zeker voor 40% van de patiënten die op het spreekuur komen blijkt dat dit niet de eerste klachtenepisode is.[4,5] Schouderklachten kunnen lang duren en frequent recidiveren. Na zes weken heeft 50% van de patiënten geen klachten meer en na drie maanden is dat 75%. Echter, bij controle na een jaar en na anderhalf jaar blijkt 40% van de patiënten weer of nog klachten te hebben.[9]

Schouderklachten hebben invloed op het dagelijks functioneren en de nachtrust. De ondervonden beperkingen hangen vooral samen met de ernst van de pijn bij bewegen en tijdens de nachtrust.

Vervolg casus	*Het onderzoek van de pijnlijke schouder van mevrouw De Leeuw levert de volgende bevindingen op. De actieve abductie is vanaf zo'n 80° pijnlijk en het laatste deel (vanaf 160°) van de abductie is beperkt en erg pijnlijk. Ook passief is de arm wegens de pijn niet verder te bewegen dan 160°. De passieve exorotatie van de arm is niet beperkt, maar is wel op het einde wat pijnlijk.*
Welke diagnose stelt u? Welke behandeling schrijft u voor?	De meeste problemen van mevrouw De Leeuw spelen zich af in het abductietraject. De rotaties zijn praktisch ongestoord. U gaat ervan uit dat er ergens in de subacromiale structuren sprake is van een (steriele) ontstekings- of overbelastingsreactie. U besluit tot het voorschrijven van een NSAID, in dit geval drie keer daags 50 mg diclofenacnatrium voor twee weken. Indien de klachten persisteren dient mevrouw De Leeuw over twee weken terug te komen.
Is dit een rationele therapiekeuze?	De huidige *Standaard Schouderklachten* gaat uit van een getrapte behandeling, waarin antiflogistische therapie een belangrijke plaats inneemt. Behandeling met een NSAID is de eerste trap, vervolgens komt de injectiebehandeling en als derde mogelijkheid kan bij aanhoudende schouderklachten na zes weken verwezen worden naar een fysiotherapeut.[2] Van NSAID's bij schouderklachten weten we dat ze beter werken dan een placebo.[10,11] Het effect is vooral merkbaar op de korte termijn (één tot twee weken). In geen enkel vergelijkend onderzoek is een superieur NSAID gevonden. Helaas is nog nooit vergelijkend onderzoek gedaan met paracetamol en een NSAID. Bij gelijke effectiviteit zou paracetamol de voorkeur verdienen boven een NSAID vanwege het gunstiger bijwerkingenprofiel.
Vervolg casus	*Zo'n drie weken later komt mevrouw De Leeuw weer op het spreekuur. Ze heeft redelijk goed gereageerd op de medicijnen en wordt niet meer 's nachts wakker van de pijn. Wel heeft ze nog steeds problemen tijdens het liggen op de schouder. De eerste dagen ging het direct al een stuk beter, maar na een dag of tien verbeterden de klachten niet echt meer. Ze had zelfs nog voor een week diclofenac herhaald, maar de laatste week was er eigenlijk geen verdere verbetering geweest. Haar hulpvraag is duidelijk: of er nog wat aan haar schouder kan worden gedaan. 'Een tennisvriendin had dezelfde klachten. Zij is intensief door een fysiotherapeut voor haar schouder behandeld. Het heeft wel lang geduurd, maar ze tennist tenminste weer.'* Wat is nu uw beleid? Wanneer komt de fysiotherapeut in beeld?

Vervolg casus

U weet eigenlijk niet zo goed wat u nu moet doen. Er zijn simpel gezien drie behandelopties: gewoon afwachten, verwijzing naar een fysiotherapeut of een injectie in of rond het schoudergewricht. U heeft onlangs wat nascholing gehad over schouderklachten en injectiebehandelingen en daar werd ook iets verteld over de beperkte therapeutische waarde van fysiotherapie. Maar om de schouder te injecteren – dat lijkt u toch wel een beetje te heftig. U besluit tot verwijzing naar een fysiotherapeut, meer uit dagelijkse routine dan uit echte overtuiging. Toch nog eens nalezen wat de argumenten waren voor de beperkte toepassing van fysiotherapie bij schouderklachten.

Tot nu toe is er weinig bewijs voor een positieve werking van fysiotherapie bij schouderklachten, zeker in de acute fase van schouderklachten.[12] Het meeste onderzoek kan methodologisch nauwelijks de toets der kritiek doorstaan. Wel blijkt uit deugdelijk onderzoek dat er geen plaats is voor fysiotechnische applicaties zoals UKG, enzovoort.[13] Oefentherapie in een wat latere fase van de klachtenepisode kan een positieve invloed op het beloop hebben.[14]

In twee Nederlandse onderzoeken waarin injectietherapie en fysiotherapie met elkaar worden vergeleken, blijkt injectietherapie duidelijk beter te werken dan fysiotherapie, althans voor de korte termijn (drie tot zes maanden).[15,16]

Algemeen kan gesteld worden dat de fysiotherapie niet beschikt over antiflogistische therapeutische mogelijkheden. Zeker in de acute fase van schouderklachten is sprake van (aseptische, mechanische) ontstekingsreacties. NSAID's of corticosteroïdinjecties kunnen bij veel pijn en functiestoornissen verlichting geven. Bij aanhoudende functiestoornissen kan in een latere fase fysiotherapie worden voorgeschreven in de vorm van oefentherapie, het liefst met een tijdsgebonden aanpak.

Vervolg casus

Een maand later – het is zondag en u heeft een rustige weekenddienst – belt mevrouw De Leeuw. Ze is in tranen. 'Gelukkig heeft u zelf dienst. Ik kan gewoon niet meer van de pijn in mijn schouder. Die is sinds afgelopen vrijdag ineens zo'n pijn gaan doen. Ik heb er echt niets bijzonders mee gedaan. Het kwam zomaar opzetten. Ik doe al twee nachten geen oog dicht. Ik wilde nog wachten tot maandag, maar ik houd het niet vol. Die tabletten helpen helemaal niet meer. Ik heb er zeker al vier gehad.' Uiteraard mag mevrouw De Leeuw aan het einde van de middag langskomen.

Het blijkt dat ze nog niet bij de fysiotherapeut is geweest omdat er een wachtlijst was wegens ziekte binnen de fysiotherapiemaatschap. Het was eigenlijk de afgelopen week niet eens zo slecht gegaan. Ze had af en toe nog eens een diclofenac genomen. Als ze maar goed rekening hield met haar schouder dan ging het wel. 's Nachts was het lastiger, maar als ze eenmaal een goede houding had gevon-

den, dan lukte het haar om in te slapen. En nu ineens zoveel pijn. Een duidelijk trauma was er niet.

Het onderzoek van mevrouw De Leeuw gaat snel: ze zit tegenover u met de arm tegen het lichaam gefixeerd – bij wijze van spreken is ernaar kijken al pijnlijk. Actief kan ze nauwelijks abduceren, passief komt ze iets verder. De exorotatie is ook pijnlijk, maar dat gaat toch een stuk beter dan de abductie.

Wat is er aan de hand? Wat gaat u doen?

Gezien het ontbreken van een trauma in de anamnese is een cuff-ruptuur eigenlijk wel uitgesloten. Een cuff-ruptuur kan dezelfde acute klachten geven. Bij twijfel of bij een onduidelijke anamnese kunt u een differentieel diagnostisch onderzoekstrucje toepassen: breng de arm passief in abductie tot zover de pijn dat toelaat. Vraag de patiënt vervolgens om de arm in die positie te houden nadat u hem heeft losgelaten. Bij een cuff-ruptuur van enige omvang zal het de patiënt niet lukken om de arm in deze geabduceerde stand te houden en zal deze naar beneden zakken.

Er lijkt sprake van een heftige exacerbatie van een subacromiaal schouderprobleem. Omdat er geen duidelijke klachtenverbetering is op de diclofenac die ze de laatste twee dagen ruim had geslikt, besluit u om dan toch maar over uw aarzeling heen te stappen en haar een subacromiale injectie te geven. U haalt het schema dat u tijdens de schoudernascholing had gekregen weer uit de kast.

Theorie

Injectietechnieken algemeen

– Desinfecteer de huid met alcohol of Betadine®.
– Kies voor de injectiemedicatie altijd de verpakking voor eenmalig gebruik.
– Neem na het opzuigen van de medicatie een nieuwe naald. Neem bij meer dan één injectie per behandeling altijd weer een nieuwe naald.

Bijwerkingen

– 'Steroid flare': een rode blos op de wangen, gepaard gaande met het gevoel een opvlieger te hebben, één dag na de injectie. Dit duurt ongeveer een halve tot een hele dag en gaat vanzelf over. Komt vrij regelmatig voor, ook bij mannen.[17]
– Lokale effecten door de injectie: roodheid rond de injectieplaats, atrofie van de subcutis, hyper- of hypopigmentaties. Peesdegeneratie bij injecteren in een pees.
– Tijdelijke verhoging van bloedsuikers bij diabetes mellitus. Vooral van belang voor insulineafhankelijke diabetespatiënten.[18]

– Bacteriële artritis. Dit risico is zeer gering. Denk aan de aanbevelingen voor de desinfectie.[18]
– Menstruatiestoornissen.[15,19]

De subacromiale injectie

– Eén ml 40 mg/ml triamcinolonacetonide, eventueel aangevuld met 5 tot 10 ml lidocaïne 10 mg/ml.
– Gebruik een naald van 5 cm (groen: 21G × 2″ = 0,8 × 50 mm).
– De naald wordt ongeveer 2 tot 3 cm onder het midden van de laterale rand van het acromion ingebracht, onder een hoek van ongeveer 60° met de bovenarm (zie afbeelding 2.2).
– Het is de bedoeling dat de bursa subacromialis wordt aangeprikt. De naald wordt volledig ingebracht. Het te injecteren volume moet zonder grote tegendruk kunnen worden ingespoten.

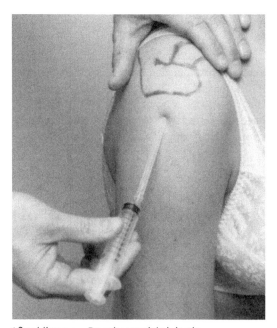

Afbeelding 2.2   De subacromiale injectie

Vervolg casus

De subacromiale injectie lukt prima. Direct na de injectie blijkt de pijn al wat minder en lukt het mevrouw De Leeuw om haar arm weer een klein beetje te abduceren. Bij een controleconsult één week later blijkt dat het klachtenbeloop na de injectie zeer voorspoedig is verlopen. Tot grote opluchting van mevrouw De Leeuw zijn er eigenlijk nog nauwelijks klachten. De bewegingen van de arm zijn onbeperkt en vrijwel pijnloos. Verdere behandeling is niet zinvol en u neemt afscheid van haar.

Hoe groot is de kans dat mevrouw De Leeuw nog eens op het spreekuur komt met schouderklachten?

Zoals al eerder is gesteld heeft zo'n 40% van de patiënten die we met schouderklachten op het spreekuur zien eerder klachten gehad.[5] Er bestaat dus een redelijke kans dat we mevrouw De Leeuw nog eens zullen zien met een recidief schouderklachten. Er zijn enkele kenmerken bij schouderklachten die prognostisch ongunstig zijn, zoals al lang bestaande schouderklachten, eerdere episodes met schouderpijn, bijkomende nekklachten, oudere patiënten en patiënten met diabetes mellitus.[20]

Mevrouw De Leeuw voldoet (nog) niet aan de hierboven beschreven kenmerken. Hopelijk blijft het goed gaan.

Literatuur

1   Winters JC, Sobel JS, Groenier KH, Arendzen JH, Meyboom-de Jong B. De invloed van schouderaandoeningen op het dagelijks functioneren. Huisarts Wet 1995;38(12):565-70.

2   Winters JC. De Jongh AC, Van der Windt DAWM, Jonquière M, De Winter AF, Van der Heijden GJMG, Sobel JS, Goudswaard AN. NHG-standaard Schouderklachten. Huisarts Wet 1999;42(5):222-31.

3   Sobel JS, Winters JC, Groenier KH, Arendzen JH, Meyboom-de Jong B. Schouderklachten in de huisartspraktijk. Huisarts Wet 1995;38:342-7.

4   Van der Windt DAWM, Koes BW, De Jong BA, Bouter LM. Shoulder disorders in general practice: incidence, patient characteristics and management. Ann Rheum Dis 1995;54:959-64.

5   Sobel JS, Winters JC, Groenier KH, Arendzen JH, Meyboom-de Jong B. Kenmerken van schouderklachten in de huisartspraktijk. Huisarts Wet 1996;39:169-73.

6   Winters JC, Sobel JS, Groenier KH, Arendzen JH, Meyboom-de Jong B. The course of pain and the restriction of mobility in patients with shoulder complaints in general practice. Rheumatol Int 1997;16:219-225.

7   Winters JC, Sobel JS, Groenier KH, Arendzen JH, Meyboom-de Jong B. A shoulder pain score: a comprehensive questionnaire for assessing pain in patients with shoulder complaints. Scand J Rehab Med 1996;28:163-7.

8   Valkenburg HA, Van Laar A. EPOZ Zesde voortgangsverslag. Zoetermeer 1980.

9   Winters JC, Sobel JS, Groenier KH, Arendzen JH, Meyboom-de Jong B. The long-term course of shoulder complaints: a prospective study in general practice. Rheumatotlogy 1999;38:160-2.

10   Winters JC, Sobel JS, Arendzen JH, Meyboom-de Jong B. NSAID's bij schouderaandoeningen. Een literatuuronderzoek. Huisarts Wet 1995;38(8):339-41.

11 Van der Windt DAWM, Van der Heijden GJMG, Scholten RJPM, Koes BW, Bouter LM. The efficacy of Non-Steroidal Anti-Inflammatory Drugs (NSAIDs) for shoulder complaints. A systematic review. J Clin Epidemiol 1995;48:691-704.

12 Van der Heijden GJMG, Van der Windt DAWM, De Winter AF. Physiotherapy for patients with soft-tissue shoulder disorders: a systematic review of randomised clinical trials. BMJ 1997;315:25-30.

13 Van der Heijden GJMG, Leffers P, Wolters PJ, Verheijden JJ, Van Mameren H, Houben JP, Bouter LM, Knipschild PG. No effect of bipolar interferential electrotherapy and pulsed ultrasound for soft tissue shoulder disorders; a randomised controlled trial. Ann Rheum Dis 1999;58:530-40.

14 Ginn KA, Herbert RD, Khouw W, Lee R. A randomised controlled trial of treatment for shoulder pain. Phys Ther 1997;77:802-11.

15 Van der Windt DAWM, Koes BW, Devillé W, et al. Effectiveness of corticosteroid injections versus physiotherapy for treatment of painful stiff shoulder in primary care: randomised trial. BMJ 1998;317:1292-6.

16 Winters JC, Sobel JS, Groenier KH, Arendzen JH, Meyboom-de Jong B. Comparison of physiotherapy, manipulation, and corticosteroid injection for treating shoulder complaints in general practice: randomised, single blind study. BMJ 1997;314:1320-1325.

17 Pattrick M, Doherty M. Facial flushing after intra-articular steroid. BMJ 1987;295:1380.

18 Gray RG, Gottlieb NL. Intra-articular corticosteroids. An update assessment. Clin Orthop 1983;177:235-63.

19 Mens JMA, De Wolf AN, Berkhout BJ. Disturbance of the menstrual pattern after local injection with triamcinolone acetonide. [letter]. Ann Rheum Dis 1998;57:700.

20 Van der Windt DAWM, Koes BW, Boeke AJP, et al. Shoulder disorders in general practice: prognostic indicators of outcome. Br J Gen Prac 1996;46:519-23.

Frozen shoulder

Meneer Scholten, een 47-jarige programmeur, zit nu voor de derde keer tegenover u. Het is niet zo dat hij de deur van de praktijk platloopt, want normaal gesproken ziet u hem bijna nooit. Maar dit is nu al de derde keer dat hij voor zijn schouderklachten op het spreekuur komt. Aan de manier waarop hij tegenover u zit kunt u wel inschatten dat de interventie van tien dagen geleden, namelijk een subacromiale injectie in zijn pijnlijke schouder, niet goed heeft geholpen.

'Dokter, die injectie van de vorige keer heeft echt niets geholpen. Die schouder gaat alleen maar meer pijn doen. Ik doe 's nachts geen oog dicht van de pijn en ik eet me ongelukkig aan pijnstillers. Die pillen lijken wel zure hartjes – hoeveel ik er ook van eet, het heeft geen enkel effect op mijn schouder. Het enige wat ik ervan krijg is last van mijn maag. Die slapeloze nachten breken me vreselijk op. Ik heb me maar ziek gemeld, want ik kon niet eens meer fatsoenlijk het toetsenbord bedienen. Dit kan zo echt niet langer.'

De vermoeide trek op zijn gelaat ondersteunt zijn woorden. Het is duidelijk te zien, hij heeft veel last. U bent ook bepaald niet happy met het feit dat de subacromiale injectie niet is gelukt. Zo vaak had u nog niet in schouders geïnjecteerd en u dacht dat dit een prima patiënt leek om eens te prikken. U kijkt nog eens op de kaart. De eerste twee weken diclofenac hadden ook al niets geholpen. Plotseling gaat er een lichte huivering door u heen. Stel je voor dat er iets mis is gegaan met de injectie. Wie weet, een verschrikkelijke stafylokok mee in het gewricht gespoten. In gedachten ziet u meneer Scholten al met een drain uit zijn schoudergewricht in het ziekenhuis liggen, terwijl de orthopeed mopperend rondloopt: 'Dat heb je er nu van als huisartsen zomaar in zo'n schouder zitten te prikken! Ik heb altijd al gezegd dat ze dat aan deskundigen moeten overlaten.' Meneer Scholten komt natuurlijk nooit meer aan het werk. Wat volgt is een zware tuchtzaak en een miljoenenclaim!

Een septische artritis kan toch niet. U had immers alles keurig volgens het schema gedaan zoals u tijdens de schoudernascholing had geleerd.

Eerst alles maar weer eens van voren af aan op een rijtje zetten. Het eerste consult van meneer Scholten met betrekking tot zijn pijnlijke rechterschouder was bijna vier weken geleden. Het leek toen allerminst dramatisch. Hij had drie of vier weken daarvoor last van zijn rechterschouder gekregen, zonder duidelijke oorzaak. Of het moest zijn dat hij eerder met veteranenhockey op zijn schouder was gevallen, maar daar had hij, toen het net gebeurd was, nauwelijks last van gehad.

Er waren toen wel al wat nachtelijke problemen, in die zin dat liggen op de aangedane zijde niet mogelijk was, maar hij had gewoon kunnen slapen en ging ook normaal naar zijn werk. Met het werk dat hij doet is de schouder geen probleem.

Bij onderzoek was er flinke pijn en ook wat beperking in zowel het abductietraject als bij de exorotatie. Conform de NHG-standaard had u meneer Scholten voor twee weken een NSAID meegegeven (diclofenac 3 dd 50 mg).[1] Tevens gaf u hem het advies om met deze medicatie het beloop eens af te wachten en eventueel over twee weken terug te komen als het niet zou gaan.

Die twee weken waren nog maar nauwelijks voorbij of meneer Scholten meldde zich alweer op uw spreekuur. De klachten waren ondanks de diclofenac, waarvan hij er soms zelfs wel eens vier op een dag had geslikt, alleen maar erger geworden. De nachtrust was nu duidelijk in het geding: hij werd echt wakker van de pijn. Het bewegen van de arm werd ook steeds pijnlijker. Het functieonderzoek was een bevestiging geweest van de anamnese. Het bewegen van de schouder was vooral in het abductietraject, maar ook bij de exorotatie erg pijnlijk, en daarbij was er ook een toename van de bewegingsbeperking. Omdat duidelijk was dat NSAID's geen verbetering gaven, er was zelfs sprake van achteruitgang, leek verdere behandeling met een NSAID uit een andere groep geen optie. Dat er nog sprake was van een stevige ontstekingsreactie van één of meer structuren in of rond het glenohumerale gewricht was wel af te leiden uit het feit dat de nachtelijke pijn zo nadrukkelijk op de voorgrond stond.

Het leek u een goede indicatie voor een injectie. U vroeg zich nog even af in welke structuur u moest spuiten, maar uiteindelijk besloot u toch maar een subacromiale injectie te geven, omdat meneer Scholten aangaf dat hij de meeste pijnklachten in het abductietraject had.

Vervolg casus

Nu zit meneer Scholten weer tegenover u. Hij heeft hevige pijn, zowel 's nachts als overdag, en bewegen is zeer pijnlijk. Er is geen koorts en hij voelt zich niet ziek. De pijn overheerst alles en hij is zeer vermoeid door het slechte slapen.

Bij onderzoek is er nauwelijks nog beweging mogelijk vanuit het schoudergewricht. Zowel actief als passief zijn de abductie en exorotatie nog maar zeer beperkt mogelijk en de geringe bewegingsmogelijkheden die er nog zijn gaan gepaard met veel pijn. Tot uw geruststelling ziet u dat het gewricht niet rood is of opgezet. Ook de plek waar u tien dagen geleden de injectie heeft gegeven ziet er niet verdacht uit.

U merkt tijdens het onderzoek dat de rek er bij meneer Scholten duidelijk uit is. Hij heeft veel pijn en wil graag een oplossing voor zijn ellende.

Wat zijn nu uw diagnostische overwegingen?

Gezien het beloop van de klachten blijven er twee mogelijkheden open. De meest waarschijnlijke is dat zich hier het beeld van een *frozen shoulder* ontwikkelt. In tweede instantie moet u de septische artritis wel in het achterhoofd houden.

Gezien het feit dat er bij de schouderklachten geen koorts of ziektegevoel is, en er bij het eerste consult ook al twijfel was of het probleem alleen in het abductietraject zat, verwerpt u voorlopig de septische artritis als diagnostische mogelijkheid en blijft alleen nog de *frozen shoulder* als diagnose over.

Wat is een *frozen shoulder*?

De *frozen shoulder* is een schouderaandoening die zich kenmerkt door een bewegingsbeperking van het glenohumerale gewricht in alle richtingen, van meer dan 50%. De abductiebeweging wordt met het schouderblad gemaakt en nauwelijks met het glenohumerale gewricht. Hierdoor is toch nog een abductie mogelijk van ongeveer 40°. De aandoening wordt in de literatuur op diverse manieren benoemd: capsulitis, capsulitis adhesiva, *frozen shoulder* of periartritis humeroscapularis. Daarbij is nog wel eens onduidelijk wat er nu *precies* bedoeld wordt.

Of de *frozen shoulder* nu moet worden onderscheiden als een apart ziektebeeld met een eigen beloop of dat het gewoon een vorm is in het beloop van schouderklachten, is niet helemaal duidelijk. Het feit dat veel patiënten enkele jaren na een *frozen shoulder* ook een *frozen shoulder* aan de andere zijde ontwikkelen doet vermoeden dat het mogelijk toch om een specifiek ziektebeeld gaat. Daarnaast wordt de ontwikkeling van een *frozen shoulder* wel gezien bij enkele onderliggende ziektebeelden, zoals diabetes mellitus of na een CVA.

Pathologisch-anatomisch is sprake van een ontstekingsreactie van het gewrichtskapsel van het glenohumerale gewricht, met verkleving van de recessus articularis.[2,3]

Zeker in het begin van het ziektebeeld kunnen de klachten en bevindingen van de fysische diagnostiek nauwelijks te onderscheiden zijn van de 'gewone' schouderklachten. Pas in het beloop wordt vaak duidelijk dat het om een *frozen shoulder* gaat. Ook de eerste presentatie kan erg wisselen. Er zijn patiënten zoals meneer Scholten die met heftige klachten komen en waarbij de bewegingsbeperking zich pas later ontwikkelt. Het kan ook zijn dat patiënten komen met weinig pijnklachten, maar met een fors beperkte schouderfunctie. Achteraf blijken de klachten dan al maanden te bestaan.

Vervolg casus

U legt meneer Scholten uit dat zijn klachten waarschijnlijk veroorzaakt worden door een ontstekingsreactie aan het gewrichtskapsel, behorende bij de ontwikkeling van een frozen shoulder. 'Dat u nu een fraaie diagnose heeft is prachtig,

maar ik wil eigenlijk maar één ding! Ik wil van de pijn af, het kan me niets sche-
len of mijn schouder "bevroren" is of niet. Ik word gek van de pijn.'

De hulpvraag van meneer Scholten is duidelijk. 'Hoe lang blijf ik met deze
schouderproblemen zitten?'

Het 'natuurlijke' beloop van een *frozen shoulder* is wel bekend. De eerste
maanden staat de ontstekingsreactie op de voorgrond (de *freezing*-fase),
die gepaard gaat met pijn bij bewegen en nachtelijke pijn. In die periode
ontwikkelt zich ook de bewegingsbeperking, eerst als gevolg op de ontstekingsreactie van het gewrichtskapsel, in een later stadium door een
soort verlittekening van het gewrichtskapsel en de recessus articularis.
Dit wordt omschreven als de tweede fase (de *frozen*-fase) van het proces.
De pijnklachten gaan meer naar de achtergrond en de bewegingsbeperking komt meer op de voorgrond. We zijn dan zes maanden tot één jaar
verder. Als het ontstekingsproces helemaal tot rust is gekomen, komen
we in de herstelfase (de *thawing*-fase), waarin het gewricht door het
dagelijks gebruik geleidelijk weer 'los' komt. Dit kan zeker een jaar
duren. Wat vaak resteert is een geringe beperking in abductie en rotatie
die de normale functionaliteit van de patiënt niet hindert.[4] De hier
beschreven fasering is zeer globaal, in de praktijk is er overlap in de
overgang van de ene naar de andere fase. Dit geldt ook voor het aangegeven tijdpad.

Vervolg casus *Meneer Scholten wordt er niet vrolijker van nu hij hoort dat dit schouderprobleem*
niet in één handomdraai kan worden opgelost. 'Ik neem aan dat u wel wat aan
de pijn kunt doen! Kunt u me niet verwijzen naar een fysiotherapeut of een speci-
alist? Alles is me best, als ik maar van die pijn afkom.'

Is een verwijzing Verwijzing naar de fysiotherapeut in dit stadium zou een verlegenheids-
noodzakelijk? aanbod zijn. De klachten worden veroorzaakt door een ontstekingsreactie van het gewrichtskapsel. De middelen die de fysiotherapeut kan
inzetten zijn puur symptomatisch, een specifieke antiflogistische therapie is bij de fysiotherapeut niet voorhanden. Mogelijk dat de fysiotherapeut later wel een rol kan spelen in de mobilisatiefase.

Een patiënt met een *frozen shoulder* kan bij diverse specialisten en
behandelaars terecht. Wat het therapeutisch beleid is hangt vooral af van
de mogelijkheden van het specialisme.

Diverse therapeutische strategieën zijn de afgelopen decennia losgelaten op patiënten met *frozen shoulders*, zoals:
– manipulatie onder narcose, waarbij de stijve arm met fors doordruk-
ken weer 'los' wordt gemaakt, al dan niet aangevuld met een kuur
ACTH;[5]

- artroscopische capsulotomie;[6,7]
- oprekken van het gewrichtskapsel door een groot vochtvolume intra-articulair te spuiten;[8]
- diverse fysiotherapeutische applicaties;[9]
- corticosteroïdinjectietherapie.

Het blijkt dat met betrekking tot al deze therapieën nauwelijks deugdelijk onderzoek is gedaan. Meestal gaat het om beschrijvend onderzoek. Ook injectietherapie scoort slecht bij *frozen shoulders*. Bij de vier onderzoeken waarbij maar één injectie wordt gegeven, wordt geen verschil gevonden met de controlegroep. Bij de zes onderzoeken waarbij in verloop van tijd meer injecties worden gegeven, wordt in twee onderzoeken een verschil gevonden ten voordele van de steroïdinjectie.[10]

Vervolg casus *Het klinkt allemaal niet erg bemoedigend. Meneer Scholten wilde het liefst gisteren al van zijn pijn af. Een verwijzing kost tijd en dan moet je maar weer afwachten wat er precies gaat gebeuren.*

Opeens komt bij u de mogelijkheid van het combispreekuur in gedachten. U had er laatst eens iets over gelezen in de ziekenhuisberichten. Eén van de nieuwe orthopeden was een compagnonsspreekuur begonnen.[11] Op zich een leuk initiatief. Tijdens een apart spreekuur wordt de patiënt gezien door de orthopeed, in aanwezigheid van zijn eigen huisarts. Op deze manier zou er rechtstreeks mogelijkheid zijn tot kennisoverdracht en kunnen eventuele vaardigheden van onderzoek en behandeling onder supervisie nog eens worden uitgevoerd. U oppert deze mogelijkheid bij meneer Scholten. Die is onmiddellijk enthousiast.

Uw assistente belt even, en zowaar, over twee dagen kunt u al terecht. Dat is pas service.

Tot uw voldoening ziet u tijdens het gemeenschappelijke consult dat de orthopeed om tot een diagnose te komen praktisch hetzelfde onderzoek doet als wat u eerder had verricht. Verder aanvullend onderzoek acht hij ook niet nodig. Het is duidelijk een *frozen shoulder*. Hij stelt een behandelserie met intra-articulaire triamcinoloninjecties voor. Wegens de heftigheid van de ontsteking bij een *frozen shoulder* zullen er waarschijnlijk twee tot drie injecties nodig zijn. De eerste wordt direct gegeven, zodat u nog even de puntjes op de i kunt zetten.

Intra-articulaire corticosteroïdinjecties bij frozen shoulders? Waarom toch intra-articulaire corticosteroïdinjecties als er in de literatuur maar op zeer beperkte schaal positieve resultaten worden beschreven bij *frozen shoulders*?

Uit onderzoek weten we dat injectietherapie bij *frozen shoulders* praktisch alleen maar effect heeft op de pijn en niet op de mobiliteit van de arm.[12,13] Indien de (ontstekings)pijnklachten niet meer zo op de voorgrond staan en de patiënt vooral nog problemen heeft met de beperkte mobiliteit van de arm is van een corticosteroïdinjectie niet veel meer te verwachten.

Alle onderzoek betreffende injectietherapie bij *frozen shoulders* is in de tweede lijn gedaan. Meestal gaat het om patiënten met al langer bestaande klachten. In dat geval staat niet zozeer de pijn, als wel de beperkte mobiliteit op de voorgrond. Het is dus zeer de vraag of resultaten van dergelijk onderzoek kunnen worden geëxtrapoleerd naar de situatie in de huisartspraktijk. Uit een onderzoek in de huisartspraktijk bij pijnlijke schouders die in alle richtingen bewegingsbeperkingen hadden bleek dat intra-articulaire injectietherapie goede kortetermijnresultaten gaf. Het blijft echter de vraag of het hier allemaal echte *frozen shoulders* betrof.[14]

Geconcludeerd kan worden dat schouderklachten waarbij alle bewegingen beperkt zijn, behandeld kunnen worden met één of meer corticosteroïdinjecties indien de pijn op de voorgrond staat. Als vooral de bewegingsbeperking het probleem is, dan is een corticosteroïdinjectie geen goede optie.

Vervolg casus

U legt meneer Scholten uit dat hij twee tot drie keer een injectie in het schoudergewricht krijgt. Deze is vooral bedoeld om de ontstekingspijn te bestrijden, die meestal na de eerste, maar soms ook pas na de tweede injectie gaat verminderen. De injectie heeft doorgaans weinig invloed op de bewegingsbeperking, maar als de pijn duidelijk is verminderd, wordt de arm weer, hoewel beperkt, gebruikt in het dagelijkse bewegen. Dit heeft een voldoende mobiliserend effect om in drie tot zes maanden de arm weer 'los' te krijgen. Belangrijk is wel om bij een exacerbatie van pijnklachten weer een intra-articulaire injectie te geven om te voorkomen dat de mobiliteit van de arm wederom gaat verminderen.

Hoewel het in het ziekenhuis natuurlijk mogelijk is om onder doorlichting te spuiten, maakt de orthopeed daar in dit geval geen gebruik van. Samen met de orthopeed geeft u de eerste intra-articulaire injectie. U spreekt af dat u de eventueel hierop volgende injecties gewoon weer in uw eigen praktijk zult gaan geven.

De intra-articulaire injectie

– Eén ml 40 mg/ml triamcinolonacetonide, eventueel aangevuld met 5 tot 10 ml lidocaïne 10 mg/ml.
– Gebruik een naald van 5 cm (groen: 21G × 2″ = 0,8 × 50 mm).
– Breng de naald in, 1 cm caudaal en 1 cm mediaal van de dorsolaterale rand van het acromion, in een horizontaal vlak in de richting van de processus coracoideus (zie figuur 3.1). (Deze wordt met een vinger van de andere hand gepalpeerd om de richting aan te geven.)

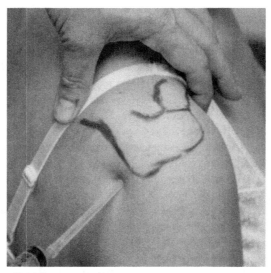

Afbeelding 3.1

– De naald wordt volledig ingebracht. Als de richting goed is gaat dit meestal zonder veel weerstand.

Vervolg casus   *Een week later ziet u meneer Scholten terug. De pijn is iets minder, maar staat nog steeds erg op de voorgrond. Hij was de dag na de prik wel erg zweterig en gejaagd geweest, maar dat had hij er wel voor over.*

U geeft de tweede intra-articulaire injectie en spreekt een vervolgconsult voor over twee weken af.

Als meneer Scholten twee weken later binnenkomt, ziet u zo al dat het een stuk beter gaat. Hij ziet er uitgeruster en een stuk opgewekter uit. De pijnklachten zijn goed verbeterd, alleen is het nog wel pijnlijk om op de schouder te liggen, maar die pijn is veel minder dan eerst. Ook het (beperkt) bewegen van de arm is weer mogelijk zonder hevige pijn.

U besluit om toch nog de derde injectie te geven.

Twee weken later ziet u meneer Scholten weer. Hij heeft eigenlijk alleen nog maar last van de beperkte functie van zijn arm. U legt hem nogmaals uit dat de arm in de loop van de tijd door het normale dagelijkse gebruik wel 'los' komt, verdere oefentherapie bevordert de tijdsduur van het herstel niet. U drukt hem op het hart om bij een recidief van de pijnklachten terug te komen voor aanvullende injectiebehandeling om te voorkomen dat de bewegingsbeperkingen van de arm weer toenemen.

Literatuur

1　Winters JC, De Jongh AC, Van der Windt DAWM, Jonquière M, De Winter AF, Van der Heijden GJMG, Sobel JS, Goudswaard AN. NHG-standaard Schouderklachten. Huisarts Wet 1999;42(5):222-31.

2　Rowe CR. The shoulder. New York: Churchill Livingstone, 1988.

3　Kessel L, Bayley I, Young A. The upper limb. The frozen shoulder. Brit J Hospital Medicine 1981;25:334-9.

4　Reeves B. The natural history of the frozen shoulder syndrome. Scan J Rheumatol 1975;4:193-6.

5　Haines JF, Hargadon EJ. Manipulation as the primary treatment of the frozen shoulder. J Royal College of Surgeons of Edinburgh 1982;27:271-5.

6　Watson L, Dalziel R, Story I. Frozen shoulder: a 12-month clinical outcome trial. J Shoulder Elbow Surg 2000;9:16-22.

7　Noel E, Thomas T, Schaerverbeke T, Thomas P, Bonjean M, Revel M. Frozen shoulder. Joint Bone Spine 2000;67:393-400.

8　Jacobs LGH, Barton MAJ, Wallace WA. Intra-articular distention and steroids in the management of capsulitis of the shoulder. BMJ 1991;302:1498-1501.

9　Van der Heijden GJMG, Van der Windt DAWM, De Winter AF. Physiotherapy for patients with soft-tissue shoulder disorders: systematic review of randomised trails. BMJ 1997;315:25-30.

10　Winters JC, Sobel JS, Arendzen JH, Meyboom-de Jong B. Het effect van corticosteroïdinjecties bij schouderaandoeningen. Een literatuuronderzoek. Huisarts Wet 1995;38(4):164-8.

11　Vierhout WPM, Knottnerus JA, Van Ooij A, Crebolder HFJM, Pop P, Wesselingh-Megens AKM, Beusmans GHMI. Effectiveness of joint consultation sessions of general practitioners and orthopedic surgeons for locomotor-system disorders. Lancet 1995;346:990-4.

12　De Jong BA, Dahmen R, Hogeweg JA, Marti RK. Intra-articular triamcinolone acetonide in patients with capsulitis of the shoulder: a comparative study of two dose regimens. Clin Rehabil 1998;12:211-5.

13　Roy S, Oldham R. Management of the frozen shoulder. Lancet 1976;i:1322-4.

14　Van der Windt DAWM, Koes BW, Devillé W, Boeke AJP, De Jong BA, Bouter LM. Effectiveness of corticosteroid injection versus physiotherapy for treatment of painful stiff shoulder in primary care: randomised trial. BMJ 1998;317:1292-6.

4   Schouder of nek?

'De schouderklachten zijn toch nog niet over, dokter', hoort u uit de mond van Margreet van Dungen. U had eigenlijk gedacht dat u haar niet weer zou zien voor haar schouderklachten. Drie weken geleden had u deze 26-jarige medewerkster van een advocatenkantoor voor de tweede keer een subacromiale injectie gegeven in haar linkerschouder. De klachten waren na de eerste injectie al zodanig verbeterd dat u zeker verwacht had dat de tweede injectie het probleem definitief zou oplossen.

'Nu moet er echt iets gebeuren, want het werken valt me steeds zwaarder. Lang typen en achter een beeldscherm zitten geven steeds klachten in mijn linkerarm. Die injectie heeft deze keer nauwelijks geholpen. Moet er geen foto worden gemaakt en kan ik niet eens naar een fysiotherapeut?'

Hoewel u eigenlijk wat kriebelig bent over het feit dat de laatste interventie niet heeft geholpen en dat ze nu alweer tegenover u zit, blijft u vasthouden aan uw rol. 'Dat kan wel, maar laten we eerst eens kijken hoe het nu met de schouder gaat.'

Wat weet u nu?

U zag mevrouw Van Dungen zo'n acht weken geleden voor het eerst met schouderklachten aan de linkerkant. Het leek een vrij klassiek verhaal. De klachten waren zonder duidelijke oorzaak ontstaan en waren geleidelijk erger geworden. Ze had vooral problemen met het lang statisch belasten van de arm, zoals met typen. Ook 's nachts had ze veel last met het liggen op de pijnlijke schouder. Op haar wekelijkse partijtje volleybal was ze de afgelopen weken niet geweest.

Bij onderzoek is er een pijnlijk actief abductietraject en nauwelijks beperking van de passieve abductie. De rotaties zijn niet beperkt en op het einde iets gevoelig. Eenvoudig, dacht u, met één of twee weken wat diclofenac moeten deze klachten wel te verhelpen zijn. Vier weken later zag u haar terug. Aanvankelijk leek de diclofenac wel te werken, maar op een gegeven moment bleven de klachten toch hinderlijk aanwezig, ondanks de diclofenac. Bij het staken van de diclofenac namen de klachten meteen weer toe. De onderzoeksbevindingen waren toen eigenlijk hetzelfde als bij het eerste consult.

U besloot om een injectie subacromiaal te geven. Tien dagen later ging het eigenlijk heel redelijk. Maar er waren toch nog wel wat pijnklachten in het actieve abductietraject en nog steeds een lichte beperking van de passieve abductie. Het leek net of er een rem zat op het laatste stukje abductie.

Omdat mevrouw Van Dungen ook nog steeds haar sportactiviteiten niet had opgepakt, gaf u een tweede subacromiale injectie. Dat zou toch afdoende moeten zijn.

Vervolg casus

Nu zit mevrouw Van Dungen – drie weken later – toch weer tegenover u. Ondanks een zich opdringend gevoel van machteloosheid begint u weer systematisch met de anamnese en het lichamelijk onderzoek.

De tweede subacromiale injectie heeft niets geholpen, maar de klachten zijn ten opzichte van het eerste consult twee maanden geleden wel wat veranderd. 's Nachts zijn er weinig klachten meer en liggen op de aangedane zijde gaat nu wel. Volleyballen gaat ook weer, maar na een tijdje wordt de arm moe en lukt het niet verder. Hetzelfde geldt voor het werk, lang met de armen 'vooruit' werken wil niet. Als ze het toetsenbord vlakbij heeft staan gaat het beter.

De pijn in de schouder is wat doffer, meer op de achtergrond en ook moeilijker te lokaliseren. Het lijkt of de pijn dan weer ergens laag aan de zijkant van de nek zit, dan weer meer in de arm.

Bij het lichamelijk onderzoek zijn de bevindingen ook anders dan tijdens het eerste consult.

Het onderzoek van abductie en rotaties is nauwelijks afwijkend. Alleen bij het allerlaatste deel van de passieve abductie geeft mevrouw Van Dungen nog wat pijn aan. Dat laatste deel is ook wat beperkt. Het is net als bij het onderzoek drie weken geleden, alsof er een rem op het laatste deel van de abductie zit. Na zo alles onderzocht te hebben, lijkt het toch allemaal wel mee te vallen met het glenohumerale gewricht.

Zit de pijn in de schouder of is het toch een nekprobleem?

Bij het onderzoek van de schouder wordt geadviseerd om tevens de functie van de CWK te testen, vooral als het onderzoek van de glenohumerale structuren weinig houvast biedt of tegenstrijdigheden oplevert.

Uit onderzoek in de huisartspraktijk blijkt dat schouderklachten in 40-50% samengaan met nekklachten.[1] Daarnaast bleek uit één registratieonderzoek dat bij zo'n 20% van de schouderklachten bij fysisch-diagnostisch onderzoek geen afwijkingen werden gevonden aan de structuren van het glenohumerale gewricht. Wel werden functiestoornissen gevonden van de structuren van de CWK, het bovenste deel van de THWK en de aangrenzende ribben (de schoudergordel).[2] Bij verdere follow-up van deze patiëntengroep werd in de loop van de tijd nog wel eens een wisselend beeld gezien. Klachten die eerst primair leken te berusten op stoornissen in de glenohumerale structuren, hielden na verloop van tijd en na behandeling soms nog aan, maar vonden dan hun oorsprong in de structuren van de schoudergordel.[3] Andersom kwam ook voor.

Helaas is er weinig bekend over de wisselwerking tussen het glenohumerale gewricht en de structuren van de schoudergordel. Uit een röntgendoorlichtingsonderzoek uit de jaren zeventig bleek dat er bij anteflexie van de arm een rotatie van de wervels van het cervicothoracale overgangsgebied kan worden gezien, vanaf de geanteflexeerde arm: de processi spinosi van de betreffende wervels draaien van de geanteflexeerde arm af.[4]

Ook in een prospectief onderzoek bij een groep personen met een beperkte functie van de cervicothoracale wervelkolom bleek de kans op het ontwikkelen van schouderklachten met een factor 3 toe te nemen.[5] Bij functiestoornissen van de schoudergordel kan dit mechanisme dus mogelijk een oorzaak of een onderhoudend mechanisme zijn voor schouderklachten.

Hoe uitgebreid moet het onderzoek van de CWK zijn?

Het standaardonderzoek van de CWK bestaat uit:
– rotatie naar links en rechts;
– flexie en extensie;
– lateroflexie naar links en rechts;
– bij deze bewegingsuitslagen op pijn en beperking letten.

Er zijn meer tests van de CWK, zoals rotaties in flexie en extensie en de 'federung van de eerste rib'. Federung van de eerste rib is een onderzoek waarbij door compressie te geven loodrecht op het vlak van de eerste rib (dus van craniaal naar caudaal) de beweeglijkheid van de eerste rib en de mate van pijn kan worden beoordeeld. Deze tests kunnen aanvullende informatie opleveren, hoewel het wetenschappelijk gezien onduidelijk is wat extra tests nog toevoegen aan de al verzamelde fysisch-diagnostische informatie.

Vervolg casus

Het onderzoek van de nek van mevrouw Van Dungen levert de volgende bevindingen op: rotatie naar links is iets beperkt en pijnlijk, evenals de extensie, de lateroflexie naar links is wat stug, en de bovenzijde van de linker musculus trapezius heeft een voelbaar hogere tonus en is ook wat gevoelig.

Wat betekent dit?

Er blijken dus functiestoornissen van de CWK te zijn, die mogelijk in verband staan met de schouderklachten. Het behandelen van die functiestoornissen kan een oplossing zijn voor de schouderklachten.

Welke behandeling is effectief?

Fysiotherapie biedt vele behandelmogelijkheden, zoals oefentherapie, diepe dwarse fricties, massage en fysiotechnische applicaties. Gezien de geringe wetenschappelijke onderbouwing van een aantal behandelmodaliteiten bestaat mogelijk een overschatting van de mogelijkheden en werkzaamheid van fysiotherapie. Waarschijnlijk spelen niet of moeilijk meetbare variabelen als positieve aandacht, het gevoel niet alleen te staan met de klachten en dat er wat aan de klacht wordt gedaan een rol in de brede acceptatie en patiënttevredenheid van fysiotherapie.

Uiteraard zijn er ook fysiotherapeutische interventies die wel *evidence based* zijn. Bij rugklachten blijkt een simpele interventie zoals in een vroeg stadium gegeven voorlichting, geruststelling en advies om zo snel mogelijk weer de normale activiteiten op te pakken preventief te werken op de ontwikkeling van chronische invaliditeit.[6] Massage en elektrotherapie zijn niet werkzaam bij pijnklachten, maar oefentherapie kan invaliditeit voorkomen. De plaats van fysiotherapie bij bekkenbodemoefeningen voor incontinentie, revalidatie na een CVA, postoperatieve thorax-fysiotherapie ter preventie van pulmonale complicaties en revalidatieprogramma's bij astma en COPD zijn onomstreden.

Daarnaast zijn er diverse stromingen manuele therapie die zowel door fysiotherapeuten als door artsen worden gepraktiseerd.

Manuele therapie, die in toenemende mate wordt toegepast, bestaat uit twee hoofdonderdelen, namelijk mobilisaties en manipulaties, en is erop gericht bewegingsbeperkingen van gewrichten (vaak van de wervelkolom) te behandelen.[7] Bij een mobilisatie wordt gepoogd de bewegingsbeperking op te heffen door in de eindstand van de beperkte structuren een geleidelijke tractie te geven. Bij een manipulatie wordt dit gedaan door middel van een kleine snelle beweging (thrust); dit laatste geeft vaak een knappend geluid, het zogenoemde kraken.

In Nederland zijn er binnen de manuele therapie (geneeskunde) diverse stromingen. Omdat we hier als huisartsen in ons dagelijks werk vaak mee te maken hebben, worden hieronder de vier belangrijkste stromingen besproken: de manuele therapie volgens Van der Bijl, manuele therapie volgens de Eindhovense School, de orthopedische geneeskunde volgens Cyriax en de orthomanuele geneeskunde. Daarnaast word nog gepraktiseerd door veelal in het buitenland (Amerika) opgeleide chiropractoren.

De methode Van der Bijl hanteert als uitgangspunt dat het bewegen wordt bepaald door asymmetrie en een individueel bewegingspatroon.[7,8] Afwijkingen hierin kunnen klachten veroorzaken. Bij de diagnostiek wordt het individuele bewegingsschema vastgesteld door voorkeursbewegingen (asymmetrie in bewegen) te beoordelen, vormasymmetrieën vast te stellen (bijvoorbeeld lengteverschil van ramus mandibularis) en houdingsasymmetrieën te meten (zoals verschillen in schouderhoogte en verschil in bekkenkanteling). Vervolgens wordt met behulp van codeboeken bepaald welke structuren moeten worden gemanipuleerd. De behandeling gebeurt dus niet aan de hand van lokale klachten of functiestoornissen. De rustig uitgevoerde gewrichtsbewegingen (manipulaties) over een relatief klein bewegingstraject worden zodanig uitgevoerd dat een verandering van momentane rotatiecentra wordt veroorzaakt. De uitgeoefende druk is hierbij zeer gering, vandaar dat gesproken wordt over de 'egg-shell-methode'.

Manuele therapie/geneeskunde Eindhoven is eigenlijk een combinatie van een aantal stromingen binnen de manuele therapie.[7,9] Het manuele systeem Eindhoven vindt aansluiting bij het klassieke medische denkmodel omdat het is gebaseerd op biomechanische en neurofysiologische uitgangspunten. Het begrip 'blokkering' speelt een belangrijke rol. Met een blokkering wordt een reversibele functiestoornis tussen twee gewrichtspartners bedoeld. Door middel van actief en passief functieonderzoek en palpatie wordt de beweeglijkheid beoordeeld en worden functiestoornissen vastgesteld. De manueel-therapeutische behandeling probeert deze functiestoornissen gericht op te heffen door middel van specifieke mobilisaties en manipulaties.

De orthopedische geneeskunde volgens Cyriax geniet in ons land een redelijke mate van bekendheid door de (huis)artsencursussen die in Delft werden gegeven.[7,10] Cyriax ontwikkelde voor ieder gewricht een functieonderzoek, bestaande uit actief en passief bewegingsonderzoek, weerstandstests en palpatie om vast te stellen waar de laesie zich bevindt. Bij aandoeningen van de wervelkolom is het verklaringsmodel praktisch altijd gelegen in afwijkingen van de tussenwervelschijf. Behandeling hiervan geschiedt met tractie en specifieke manipulaties.

De orthomanuele geneeskunde volgens Sickesz gaat ervan uit dat lichamelijke klachten kunnen ontstaan door een foutieve stand van de wervels.[7,11] Het gaat hierbij niet alleen om pijnklachten van de wervelkolom, maar ook om andere klachten, zoals darmklachten. De stand van elke wervel wordt bepaald door palpatie. De gevonden standsafwijkingen worden gecorrigeerd door middel van lichte druk of vibrerende bewegingsimpulsen op de wervels.

Al met al bestaat er een breed scala aan therapeutische benaderingen en evenzoveel onderliggende verklarende theorieën. In hoeverre de waarheid hier in het midden ligt, laat ik aan de lezer over.

Manuele therapie wordt meestal ingezet voor aandoeningen van het houdings- en bewegingsapparaat, maar ook wel voor astma, hoofdpijn, migraine, duizeligheid, hypertensie en dergelijke aandoeningen. Dit onder de hypothese dat manipulaties van de wervelkolom effect hebben op het autonome zenuwstelsel, het immuunsysteem en het neuro-endocriene systeem. Hiervoor zijn echter alleen maar in (beperkt) proefdieronderzoek aanwijzingen gevonden.

Brønfort geeft in zijn proefschrift *Efficacy of manual therapies of the spine* een fraai overzicht van de bewijskracht van de werkzaamheid van manuele therapie voor de diverse aandoeningen.[12] Voor de niet met het houdings- en bewegingsapparaat gerelateerde klachten is er maar voor enkele aandoeningen bewijs voor (in)effectiviteit (zie tabel 4.1).

Tabel 4.1

Aandoening	Uitkomst	Opmerking
Spanningshoofdpijn	Matig bewijs effectiviteit	Even werkzaam als standaardfarmacotherapie
Migraine	Geen bewijs effectiviteit	Onvoldoende data
Hypertensie	Matig bewijs, ineffectief	
Astma	Matig bewijs, ineffectief	
Dysmenorroe	Geen bewijs	Onvoldoende data
Enuresis nocturna	Geen bewijs	Onvoldoende data
Ulcera duodeni	Geen bewijs	Onvoldoende data
Koliekpijn bij kinderen	Geen bewijs	Onvoldoende data
Duizeligheid	Geen bewijs	Onvoldoende data
Otitis media	Geen bewijs	Onvoldoende data

Voor een sterk bewijs zijn minimaal twee gerandomiseerde, therapievergelijkende studies van goede kwaliteit nodig; voor matig bewijs één studie. Bij 'onvoldoende data' worden vaak wel prospectieve, maar geen gerandomiseerde studies gevonden. Vaak worden in de prospectieve (niet-vergelijkende) studies wel positieve resultaten beschreven.

Naar de effectiviteit van manuele therapie van klachten en functiestoornissen van de wervelkolom is meer onderzoek gedaan. Helaas blijft het lastig om tot een eenduidige conclusie te komen.

De NHG-standaard Lagerugklachten is terughoudend met een advies voor manuele therapie. Bij acute klachten wordt een afwachtend beleid geadviseerd en pas na een klachtenduur van zes weken of meer zou behandeling aangewezen zijn. In Angelsaksische Standaarden wordt juist wel manuele therapie in de acute fase geadviseerd.[13]

Er blijkt nogal wat variatie te zijn in de uitkomsten van de diverse meta-analyses over manuele therapie bij rugklachten. Waarschijnlijk hangt deze samen met de wijze waarop de methodologische kwaliteit van de trials is gescoord. Van Assendelft schrijft hierover: 'Met 36 gerandomiseerde klinische trials (RCT's) over de effectiviteit is manipulatieve therapie de meest onderzochte behandelwijze voor lagerugklachten.[14] Hierover zijn tot 1993 51 overzichtsartikelen geschreven. Vierendertig daarvan waren positief en zeventien waren neutraal.'

In de zeven systematische overzichtsartikelen met de beste methodologische kwaliteit blijken zes positief voor manuele therapie bij acute klachten en drie positief voor manuele therapie bij chronische lagerugpijn. In het methodologisch tot nu toe grondigste overzichtsartikel van

Bronford blijkt sprake van matig sterk bewijs ten gunste van manuele therapie voor zowel acute als chronische lage rugpijn.[15]

Met betrekking tot schouderklachten is nog weinig onderzoek gedaan. Een gerandomiseerd onderzoek in 1996 toonde aan dat manuele therapie superieur is ten opzichte van fysiotherapie bij schouderklachten die berusten op functiestoornissen van de CWK, het bovenste deel van de THWK en de aangrenzende ribben (de schoudergordel).[16] Bij schouderklachten die berusten op stoornissen in de glenohumerale structuren was de corticosteroïdinjectie superieur ten opzichte van manuele en fysiotherapie. Tussen de fysiotherapie en de manuele therapie bleken in deze patiëntengroep weinig verschillen te bestaan.

De manuele therapie in dit onderzoek bestond uit gerichte manipulaties en mobilisaties. Net zoals voor andere therapeutische interventies bij de schouder betreft het hier een relatief kortetermijneffect van drie tot zes maanden. Op langere termijn (in dit geval anderhalf jaar na de interventie) blijkt het resultaat voor alle therapieën hetzelfde.[17]

De hierboven beschreven onderzoeken zijn allemaal gedaan vanuit de 'Eindhovense invalshoek', dat wil zeggen manipulaties en mobilisaties van functiestoornissen van de aangedane structuur.

Vervolg casus

Mevrouw Van Dungen wordt verwezen voor specifieke manipulaties en mobilisaties van de structuren van de CWK, bovenste deel van de THWK en de aangrenzende ribben bij een in de manuele therapie gespecialiseerde fysiotherapeut.

Na vier weken krijgt u het behandelverslag van de manueel therapeut. Mevrouw Van Dungen is drie keer manueel behandeld, waarna ze praktisch klachtenvrij was. Ze kreeg het advies mee om de schouder normaal te belasten en zeker haar sportactiviteiten weer op te pakken.

Literatuur

1   Van der Windt DAWM, Koes BW, De Jong B, Bouter LM. Shoulder disorders in general practice: incidence, patient characteristics and management. Ann Rheum Dis 1995;54:959-64.

2   Sobel JS, Winters JC, Groenier KH, Arendzen JH, Meyboom-de Jong B. Schouderklachten in de huisartspraktijk. Huisarts Wet 1995;38:342-7.

3   Winters JC, Sobel JS, Groenier KH, Arendzen JH, Meyboom-de Jong B. The long-term course of shoulder complaints: a prospective study in general practice. Rheumatology 1999;38:160-3.

4   Stenvers DJ, Overbeek WJ. Bestaat er bij de frozen shoulder toch een benigne beperking? Ned Tijdschr Geneeskd 1978;122:1081-7.

5   Norlander S, Gustavsson BA, Lindell J, Nordgren B. Reduced mobility in the cervico-thoracic motion segment. A risk factor for musculoskeletal neck-shoulder pain: a two-year prospective follow-up study. Scan J Rehabil Med 1997;29:167-74.

6   Van Tulder MW, Koes BW, Assendelft WJJ, Bouter LM, Daams J, Driessen G, Maljers L, Van der Laan JR. De effectiviteit van conservatieve behandelingen van acute en chronische lage rugpijn: samenvatting en aanbevelingen. In: The effectiveness of conservative treatment of acute and chronic low back pain. EMGO institute 1999.

7   Lankhorst GJ. Manuele Therapie. Ned Tijdschr Geneeskd. 1987;131:898-901.

8   Van der Bijl G. Manuele therapie volgens Van der Bijl. Jaarboek Fysiotherapie 1988:217-262.

9   Van der El A. Manuele therapie ad modum Eindhoven. Jaarboek Fysiotherapie 1988:217-262.

10   De Bruijn R. Orthopedische geneeskunde volgens Cyriax. Jaarboek Fysiotherapie 1988:217-262.

11   Sickesz M, Bongartz EB. Orthomanuele geneeskunde. Ned Tijdschr Geneeskd 1989;133:70-2.

12   Brønfort G. Efficacy of spinal manipulation for headache and conditions other than spinal related pain. In: Efficacy of manual therapies of the spine. Dissertatie EMGO instituut VU Amsterdam 1997. Thesis publishers Amsterdam 1997.

13   Koes BW, Van Tulder MW. Het beleid bij lage rugpijn. Een vergelijking van nationale richtlijnen uit vier landen. Huisarts en Wetenschap 1998;41:57-61.

14   Assendelft WJJ, Lankhorst GJ. Effectiviteit van manipulatieve therapie bij lage rugpijn: geen uitsluitsel in systematische literatuuroverzichten en behandelrichtlijnen. Ned Tijdschr Geneeskd 1998;142:684-7.

15   Brønfort G. Efficacy of spinal manipulation and mobilisation for low back and neck pain. In: Efficacy of manual therapies of the spine. Dissertatie EMGO instituut VU Amsterdam 1997. Thesis publishers Amsterdam 1997.

16   Winters JC, Sobel JS, Groenier KH, Arendzen JH, Meyboom-de Jong B. Comparison of physiotherapy, manipulation, and corticosteroid injection for treating shoulder complaints in general practice: randomised, single blind study. BMJ 1997;314:1320-1325.

17   Winters JC, Jorritsma W, Groenier KH, Arendzen JH, Meyboom-de Jong B. Treatment of shoulder complaints in general practice: long term results of a randomised, single blind study comparing physiotherapy, manipulation and corticosteroid injection. BMJ 1999;318:1395-6.

Casus

Aan de andere kant van het bureau schuift meneer Ruding aan, een 47-jarige vertegenwoordiger in bouwmaterialen. 'Het ging zo goed met mijn nek en schouder, dokter. Natuurlijk heb ik nog wel eens last gehad, maar het was altijd goed te dragen, bovendien was het voor mij ook een signaal geworden om even wat gas terug te nemen. Maar wat er nu met mijn arm is snap ik niet.'

Meneer Ruding is duidelijk van plan om zonder omwegen zijn verhaal te vertellen. 'Het is volgens mij zo'n acht weken geleden begonnen. Ik was met mijn zwager bezig om een overkapping te bouwen voor het openhaardhout. Ik denk dat ik het toen wat heb geforceerd. Althans, die avond kreeg ik last van mijn rechterarm. Een zeurend, zwaar gevoel, met prikkelingen. Ik moest echt zoeken om een goede slaaphouding te vinden. Dat duurde denk ik een week, toen dacht ik dat het wat beter ging. Maar dat was maar voor een paar weken, daarna ging het snel achteruit. Het is moeilijk om 's nachts een goede slaaphouding te vinden. Overdag wisselt het nogal, dan heb ik perioden met veel last van pijn en prikkelingen, maar soms gaat het ook wel eens een periode wat beter.'

Op uw vraag waar nu eigenlijk precies het probleem zit blijft meneer Ruding wat vaag. 'Het wisselt heel erg, dan weer denk ik dat het mijn nek of mijn schouder is, dan weer zit het meer in mijn arm, soms tot mijn vingers. Mijn arm beweegt wel goed, alleen als ik erg moet reiken om iets te pakken doet het pijn, of als ik voorover leun bij mijn bureau.' 'En in de auto?' 'Dat geeft ook problemen, na zo'n tien minuten wordt mijn arm loodzwaar en pijnlijk.' 'In welke vingers voelt u de pijn of prikkelingen?' 'Meestal mijn middelvinger, soms lijkt het of mijn wijsvinger ook meedoet.'

Als u vraagt of er ook provocerende momenten zijn voor de klachten, vertelt meneer Ruding dat het achteroverbuigen van het hoofd zoals bij het scheren een duidelijke klachtentoename geeft.

Meneer Ruding en zijn gezin kent u goed. Hij heeft drie kinderen in de leeftijd van acht tot twaalf jaar – Geert, de oudste zoon, is geboren met het syndroom van Down. Vooral door Geert heeft u frequent contact met het gezin. Maar ook door meneer Ruding bent u vaak geconsulteerd. Vooral de laatste jaren heeft hij veel hardnekkige nek- en schouderklachten gehad. Hierdoor ervoer hij nogal wat problemen op zijn werk, wat erin resulteerde dat hij afspraken niet kon nakomen en dat er vrij frequent perioden van ziekteverzuim waren.

Meneer Ruding heeft in het verleden al heel wat therapeuten en specialisten bezocht, telkens met een tijdelijk resultaat. Steeds opnieuw recidiveerden de klachten en er werd nooit een duidelijke diagnose gesteld. Dan was er sprake van voornamelijk nekklachten, dan weer stonden de schouderklachten op de voorgrond. Zelf vond u het ook een onduidelijk beeld. Een paar keer gaf u een subacromiale injectie met triamcinolonacetonide. Dat hielp altijd wel wat, maar nooit echt helemaal goed. Als de schouder weer wat verbeterde, bleven er toch klachten over die mogelijk weer met de nek te maken hadden.

Omdat parallel met de klachten ook het werk steeds verder in het gedrang kwam, werd in een zeldzaam moment van overleg tussen bedrijfsarts en huisarts besloten tot een geïntegreerde aanpak van de klachten in een soort 'rugschoolachtig' programma in een nabijgelegen revalidatiecentrum. Achteraf bleek dit een gouden greep.

Het somato-psychische tweesporenbeleid sloot goed aan op de vicieuze cirkel van instandhoudende factoren rond zijn klachtenpatroon.

Dit speelde zo'n drie jaar geleden. Na die tijd had u meneer Ruding niet meer voor zijn nek- en schouderklachten gezien.

U heeft tijdens het spreekuur al flink wat informatie verkregen. De informatie over de aard en ernst van de klachten is redelijk compleet. Het is een verhaal waarmee je alle kanten op kan binnen het gebied van nek tot de hand. Mogelijk dat de prikkelingen en tintelingen in de arm als een uiting van een extrinsieke aandoening moeten worden geïnterpreteerd. Bij veel nek- en schouderklachten komen prikkelingen in de arm voor.

De consequentie van een dergelijk verhaal is wel dat u alle structuren van de schouder, de nek en de arm zult moeten onderzoeken.

Wanneer is de pijn in de arm nu radiculair en wanneer is deze pseudo-radiculair?

In het nek-schoudergebied wordt door de patiënt vaak uitstralende pijn aangegeven. Daarnaast wordt er geregeld geklaagd over prikkelingen, tintelingen, een zwaar gevoel in de betreffende arm, enzovoort. Deze pijnsensatie kan berusten op twee mechanismen.

Pseudo-radiculaire pijn, ook wel *referred pain* genoemd, is eigenlijk een foutieve perceptie van een pijnprikkel. Door allerlei neurologische bewerkingen van een pijnprikkel vanaf de plaats waar de prikkel is ontstaan tot het moment van gewaarwording in onze hersenschors wordt de pijn op een andere locatie gevoeld dan waar de eigenlijke pijnprikkel vandaan komt. De verklaring van dit fenomeen ligt in de embryologie, waarin de ontwikkeling van de diverse lichamelijke structuren is terug te voeren tot de segmenten zoals die in een zeer vroeg embryonaal stadium worden aangelegd. Pijn in een bepaalde structuur kan ervaren worden in het bij dat segment horende dermatoom of myotoom. Iedereen kent wel voorbeelden. Pijn in de schouder bij diafragmaprikkeling, pijn in een arm bij angina pectoris. Aldus kan een ontsteking van het gewrichtskapsel zoals dat bij een *frozen shoulder* kan voorkomen door het mechanisme van *referred pijn*, pijnklachten in de arm geven, zelfs tot in de pols. Functiestoornissen van de nek kunnen pijn en tintelingen geven in een arm of beide armen.

Radiculaire pijn ontstaat door compressie van een structuur op een zenuwwortel. Dit kan zich behalve als pijn ook uiten als prikkelingen. Radiculaire pijn is door bepaalde bewegingen te provoceren.

Soms is het moeilijk om deze twee typen pijn van elkaar te onderscheiden.

Vervolg casus

Het actieve en passieve onderzoek van de schouder gaat zonder problemen, alleen lijkt het allerlaatste stukje van de abductie actief wat beperkt en passief op het einde wat stug. Bij het actief bewegen van de arm klaagt meneer Ruding over een zwaar gevoel in de arm.

Dit onderzoek levert weinig aanknopingspunten op voor afwijkingen aan de glenohumerale structuren. Dat het einde van de abductie wat stug en iets beperkt is kan ook duiden op functiestoornissen van de structuren van de schoudergordel. In ieder geval moet het onderzoek worden uitgebreid met het onderzoek van de CWK.

Vervolg casus

Links rotatie van de CWK is ten opzichte van rechts iets beperkt (u schat zo'n 10 tot 15°) en matig gevoelig. Er ontstaat geen uitstralende pijn in de arm bij het roteren van de nek.

Dat gebeurt wel bij extensie van de CWK. De extensie is beperkt en geeft een hevige pijnscheut in de arm. Ditzelfde gebeurt ook bij de lateroflexie naar rechts.

Tot zover het standaardonderzoek van de CWK. Gezien het feit dat de pijn in de arm duidelijk is te provoceren bij extensie en lateroflexie van de CWK, moet rekening worden gehouden met wortelinklemming vanuit de CWK.

In een klinische les in het *Nederlands Tijdschrift voor Geneeskunde* in 1989 gaat Van Gijn uitgebreid in op de mogelijkheid van een cervicale HNP met wortelinklemming van C7 als uiting van nek- en schouderklachten.[1] Het viel hem op dat een cervicale HNP vaker voorkomt dan gedacht en dat het klinisch beeld in eerste instantie niet wordt herkend. Precieze epidemiologische cijfers ontbreken. Bij de diverse registratiesystemen wordt via de ICPC alleen gescoord op syndromen van de cervicale wervelkolom. Er is geen differentiatie naar cervicale HNP.

Belangrijk is om bij uitstralende pijn die duidelijk provoceerbaar is bij bewegingen van de CWK verder onderzoek te doen met betrekking tot kracht, sensibiliteit en reflexen.[2]

Kracht kan het meest effectief worden getest met weerstandstests. Getest moeten worden:
– weerstandabductie (musculus deltoideus);
– weerstandflexie van de elleboog (musculus biceps brachii);
– weerstandextensie van de elleboog (musculus triceps brachii);
– weerstandextensie van de pols (musculus extensor carpi radialis longus en brevis);
– weerstandflexie van de pols (musculus flexor carpi radialis);
– weerstandextensie van de vingers (musculus extensor digitorum);
– weerstand spreiden en sluiten van de vingers (musculus interossei).

Het gevoel wordt getest in dermatoom C5 tot en met TH1 (zie afbeelding 5.1). De dermatomen 'waaieren' van lateraal naar mediaal over de arm:
– C5 laterale zijde bovenarm;
– C6 laterale zijde onderarm naar duim en wijsvinger;
– C7 wijsvinger;
– C8 mediale zijde onderarm naar ringvinger en pink;
– TH1 mediale zijde bij de elleboog.

Dit komt natuurlijk ook in de anamnese van pas – als de pijn uitstraalt naar bepaalde vingers kan dit duidelijk richting geven in de lokalisatie van een eventuele cervicale HNP.

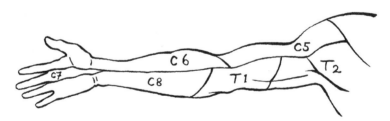

Afbeelding 5.1

Uiteraard mag het reflexonderzoek niet ontbreken:
– de bicepspeesreflex;
– de brachioradialispeesreflex;
– de tricepspeesreflex.

Het is onduidelijk wat de toegevoegde waarde is van specifieke provocatietests van de CWK, zoals de Spurling-test. Als het standaard-CWK-onderzoek al uitstralende pijn provoceert, dan lijkt deze test alleen maar overbodig en belastend voor de patiënt.

Vervolg casus

De weerstandstests leveren bij meneer Ruding geen afwijkingen op. De tricepspeesreflex lijkt rechts wat minder, maar dat blijft wat twijfelachtig. Het snel en goed uitvoeren van deze reflex vindt u lastig. Het gevoel in de arm is intact.

Zoals zo vaak in de huisartsgeneeskunde geeft het speciële onderzoek geen verdere bevestiging van de diagnose. Het links-rechtsverschil van de tricepspeesreflex is te vaag om daar duidelijke conclusies uit te trekken.

Wat doet u nu?

Het zou hier om een schoudergordelprobleem kunnen gaan, maar de mogelijkheid van een cervicale HNP staat zeker nog open. Het feit dat er mogelijkerwijs toch sprake zou zijn van een cervicale HNP noopt tot een therapeutisch behoudende opstelling. Hier zijn zeker geen interventies als manipulaties of mobilisaties van de CWK op hun plaats, zoals die bij de gewone schoudergordelklachten wel worden aangeraden.

De meest pragmatische aanpak is behandeling met een analgeticum of een NSAID en het vervolgen van het verdere beloop. U legt meneer Ruding uit dat er mogelijk sprake is van zenuwinklemming vanuit de nek, die het beste met medicijnen kan worden behandeld. Oefentherapie en of manuele therapie zou mogelijk de klachten juist kunnen verergeren. U schrijft meneer Ruding paracetamol voor in een dosering van 3 × 1.000 mg, met zo nodig voor de nacht 2 mg diazepam. Daarnaast geeft u het advies alle dagelijkse activiteiten normaal te doen. Hij moet wel proberen de provocatie van pijnklachten bij bepaalde bewegingen te voorkomen.

Vervolg casus

Meneer Ruding zit bijna een maand later weer tegenover u. U rekende op zijn komst, want het afgelopen weekend was er contact geweest met de dienstdoende collega van de waarneemgroep. Meneer Ruding had gebeld met de mededeling dat hij gek werd van de pijn in zijn schouder en arm. Van de waarnemer had hij diclofenac 3 × 50 mg gekregen. Maar zo te zien had die medicatie nog niet het gewenste effect gehad. Hij zag er moe uit en probeerde steeds een goede houding voor zijn rechterarm te vinden.

'Zo gaat het echt niet meer. Ik weet me geen raad van de pijn. De nachten zijn een ramp, het lijkt wel of die arm in brand staat. Het trekt me mijn wijsvinger uit. Als dit niet snel beter gaat hakt u wat mij betreft die arm er gewoon af.' Goed, dat is duidelijke taal.

Bij verder navragen blijkt dat het aanvankelijk wel beter ging. Een week geleden werd hij echter 's ochtends wakker met hevige pijn in zijn rechterschouder en -arm. De pijn is hevig en wordt nog sterker als hij zijn hoofd naar rechts draait. Tot nu toe hielp de voorgeschreven diclofenac weinig.

Bij onderzoek vindt u glenohumeraal geen afwijkingen. Bij het onderzoek van de CWK is de pijn duidelijk te provoceren bij extensie, rotatie naar rechts en lateroflexie naar rechts. Er ontstaat dan een schietende pijn in de rechterarm die doorstraalt naar de eerste drie vingers, maar het meest naar de wijsvinger. Gezien deze bevinding gaat u verder met het neurologische onderzoek. De spierkracht is aan beide zijden normaal, de tricepspeesreflex is rechts afwezig en de sensibiliteit van de wijs- en middelvinger is aan de palmaire zijde enigszins verminderd.

Het klinisch beeld gaat gezien de uitval, de tricepspeesreflex en het sensibiliteitsverlies nu toch wel duidelijk naar een cervicale HNP.

Op welk niveau zit deze cervicale HNP?

Cervicale HNP's zijn meestal laagcervicaal gesitueerd. Op het niveau van C5 tot en met Th1. In dit gebied, waar de zeer mobiele CWK overgaat in de veel minder mobiele THWK, is de mechanische belasting het grootst. Dit is vergelijkbaar met de lumbale WK.

Uit de combinatie van uitval van reflexen, kracht en sensibiliteit is af te leiden welke zenuwwortel ingeklemd wordt (zie tabel 5.1).

Tabel 5.1

Zenuwwortel	Reflex	Spierkracht	Dermatoom
C5	bicepspees	deltoideus biceps	laterale zijde bovenarm
C6	brachioradialispees	extensor carpi radialis brevis/longus	laterale zijde onderarm naar digiti 1 en 2
C7	tricepspees	triceps flexor carpi extensor digiti	wijsvinger
C8		flexor digiti interossei	mediale zijde onderarm naar digiti 4 en 5
Th1		interossei	mediale zijde arm bij de elleboog

Vooral met behulp van de dermatoomlocatie aan de hand kan gemakkelijk worden onthouden om welke zenuwwortel het gaat. Duim en wijsvinger zijn C6, de wijsvinger is C7 en de ringvinger en pink zijn C8.

Bij meneer Ruding is gezien de pijn en het sensibiliteitsverlies in de wijsvinger, alsmede de uitval van de tricepspeesreflex sprake van een wortelinklemming van zenuwwortel C7.

Wat doet u nu? De conservatieve behandeling van een cervicale HNP berust op dezelfde uitgangspunten als die van de lumbale HNP. Dat wil zeggen: gedoseerde rust, afgewisseld met bewegen binnen de pijngrens, met daarbij een goede pijnbestrijding. De rust kan worden ondersteund met behulp van een zachte kraag.

U adviseert meneer Ruding een zachte kraag en schrijft daarnaast tramadol 3 × 50 mg voor, met zo nodig voor de nacht 5 mg diazepam. U maakt een vervolgafspraak voor over twee weken.

Vervolg casus *Die twee weken blijken niet haalbaar, na één week zit meneer Ruding alweer tegenover u. Hij houdt zijn arm tegen zijn romp geklemd alsof die ieder moment op de grond kan vallen.*

'Hak die arm er nu echt maar af, zo gaat het niet langer. Die halskraag maakt het volgens mij alleen maar erger en de medicijnen helpen echt niets. Ik weet haast niet hoe ik de nacht door moet komen.'

Het onderzoek is nauwelijks uitvoerbaar. Als meneer Ruding zijn arm probeert te bewegen gaat er een schietende pijn vanuit zijn nek door zijn arm. Weerstandstests zijn praktisch niet te doen.

Gezien de hevigheid van de pijn verwijst u meneer Ruding met spoed naar een neuroloog. Op de MRI is sprake van een discushernia C6/7 met wortel C7-compressie. De pijn is tijdens het verloop van het diagnostisch proces ondanks sterke medicatie nauwelijks beheersbaar, zodat tot operatie wordt besloten.

Direct na de operatie is de pijn in de arm verdwenen en binnen enkele weken kan meneer Ruding zijn activiteiten weer geleidelijk hervatten.

Literatuur

1   Van Gijn J. Pijn in de arm met tintelende wijs- en middelvinger, of de te weinig bekende discusprolaps in de nek. Ned Tijdschr Geneeskd 1989;133:1529-31.

2   Hoppenfeld S, Hutton R, Thomas H. Physical examination of spine and extremities. 22 ed. Norwalk, Conn.: Appleton-Century-Crofts, 1988.

6 RSI en de schouder*

Casus

Mevrouw Boele is een 34-jarige grafisch ontwerpster. U kent haar nauwelijks, dit is de eerste keer dat ze u echt consulteert. Tijdens het kennismakingsgesprek samen met haar partner een paar maanden geleden, vertelde ze al iets over haar steeds erger wordende schouder- en armklachten. Te zijner tijd zou ze daar nog wel op terugkomen.

Het kennismakingsgesprek leverde het beeld op van twee ambitieuze dertigers, allebei met een eigen bedrijf. Zij een bureau voor grafisch ontwerpen en hij een gespecialiseerd adviesbureau voor interne communicatie, dat hij net met een collega was gestart.

'De klachten in mijn rechterarm worden steeds lastiger. Ik heb er al lang last van, maar kon er altijd nog wel alles mee doen. Werken wordt nu ook vervelender, lang achter de computer wil niet, het lijkt wel of mijn armen na een poos van lood worden.'

Bij doorvragen blijkt dat de klachten in wisselende mate al zeker meer dan een jaar bestaan. Ze is er nog niet eerder voor bij een huisarts geweest. Een half jaar geleden heeft ze haar wekelijkse partij tennis opgegeven omdat ze daarna altijd een paar dagen erg veel klachten had. Nu is ze daar niet echt rouwig om, want ze had het eigenlijk veel te druk om zomaar een ochtend per week vrij te maken voor een sport. De nachtelijke pijn is erg wisselend, ze kan niet goed op haar schouder liggen en overdag variëren de klachten ook. Dan weer heeft ze last van de schouder, dan weer een zwaar doof gevoel in de arm. Soms wordt alles zo 'lam en zwaar' dat het gebruik van het toetsenbord van de computer problemen geeft. Pijnstillers heeft ze wel eens geprobeerd, maar zonder resultaat.

Een collega van haar had dezelfde klachten, die was bij een in manuele therapie gespecialiseerde fysiotherapeut geweest. Drie keer een rukje aan de nek en ze kon alles weer.

Wat doet u?

Het is een allegaartje van klachten vanaf de schouder door de hele arm heen. U besluit om eerst maar eens goed haar schouder- en nekregio te onderzoeken. Bij dit soort diffuse klachten is er een redelijke kans dat de klachten te maken hebben met functiestoornissen van de schoudergordel of dat er sprake is van een glenohumeraal probleem, in combinatie met een schoudergordelprobleem.

---

* C. Muskee, revalidatiearts AZG/Beatrixoord, leverde teksten en commentaar voor dit hoofdstuk.

Bij het glenohumerale onderzoek vindt u in het laatste deel van de abductie wat pijn met een lichte beperking, de rotaties gaan goed. De extensie van de CWK is nogal stug en gevoelig. Verder beweegt alles goed.

Het functieonderzoek levert eigenlijk maar weinig concreets op. Op grond van het feit dat de extensie van de CWK stug is, besluit u dat het mogelijk gaat om een schoudergordelprobleem. De fysisch-diagnostische bevindingen lopen echter niet in de pas met de gepresenteerde ernst van de klachten. Natuurlijk, eventuele functiestoornissen van de structuren van de schoudergordel kunnen hinderlijk zijn, maar zoveel klachten, is dat nog reëel?

Vervolg casus

Verwachtingsvol kijkt mevrouw Boele u aan. 'En dokter, wat is er aan de hand?' U legt haar uit dat de afwijkingen wel meevallen en dat er mogelijk sprake is van wat overbelasting – lastig maar niet gevaarlijk. 'En de manueel therapeut dan?'

Helemaal zeker bent u niet over het nut van deze verwijzing, maar gezien de al lange klachtenduur stuurt u patiënte naar een manueel geschoolde fysiotherapeut met de vraag om de klachten te behandelen door middel van manuele therapie gericht op functiestoornissen in de schoudergordel.

Vier maanden later zit mevrouw Boele weer tegenover u. Ze is erg teleurgesteld over de behandeling bij de fysiotherapeut. Ze had gedacht dat de arm in een paar behandelingen weer 'klaar' zou zijn. Niet dat de man zijn best niet deed, maar het leek wel of de therapie een averechts effect had. Na vijf behandelingen hield ze het voor gezien, dit was tijdverspilling. Temeer daar die fysiotherapeut ook nog begon te zeuren over werkdruk. 'Ja, natuurlijk krijg je problemen met werkdruk als je klachten hebt en niet goed kunt functioneren.' De fysiotherapeut had overigens nog wel iets gezegd over aanwijzingen voor een zenuwinklemming bij de pols.

De klachten in de arm worden erger en steeds hinderlijker. Haar arm voelt na 1 à 2 uur werken aan als lood, de vingers lijken doof te worden. Het werk komt in het geding. Lang achter elkaar werken wil haast niet meer. Ze heeft al een paar opdrachten niet aangenomen, omdat ze bang is dat ze door de klachten het werk niet op tijd af zal kunnen krijgen. Er moet iets gebeuren.

Bij onderzoek zijn er praktisch dezelfde bevindingen als vier maanden geleden. Er is wat pijn bij het einde van de abductie, de CWK is enigszins stug bij de extensie.

U gaat verder met het onderzoek van de rest van de arm. De functie van de elleboog is goed, maar de extensie van de pols tegen weerstand is pijnlijk op de laterale epicondyl. De functie van de pols is in orde. Flexie/compressie van de pols geeft paresthesieën in de tweede tot en met de vijfde vinger.

Wat doet u?

Het is opnieuw een allegaartje van diagnostische bevindingen. De schouder geeft klachten, er lijkt sprake van een tenniselleboog, daarnaast zijn er nu ook aanwijzingen voor een carpaletunnelsyndroom. Diffuse klachten zonder duidelijk pathologisch-anatomisch substraat zijn natuurlijk uitermate suggestief voor een meer psychosociale genese van de klachten. Mevrouw Boeles eerdere uitlatingen over werkdruk geven echter niet bepaald aan dat ze toegankelijk is voor een meer psychosociale benadering.

Vervolg casus

Terloops vraagt u of mevrouw Boele het zich kan voorstellen dat werkdruk een factor kan zijn die deze klachten instandhouden. Het antwoord had u natuurlijk kunnen verwachten. Begon u nu als huisarts ook al met die softe praatjes? Ze werkt haar hele leven al hard, dat is gewoon een levensvervulling. Ze zou doodongelukkig zijn zonder haar werk.

'Succes als levensdoel', denkt u. Een generatie die is opgegroeid in grote voorspoed en de daarbijbehorende vanzelfsprekende goede gezondheid. Aankomen met kreten als omgaan met klachten is haast een soort anachronisme. Voor alles bestaat een oplossing. En als die er niet is, dan moet je gewoon beter zoeken. U besluit om dat spoor voorlopig maar te verlaten en een pragmatische stap te nemen. U infiltreert op proef de laterale epicondyl met 10 mg triamcinolonacetonide en vervolgens spuit u 10 mg triamcinolonacetonide in de carpale tunnel. U spreekt revisie over één week af.

Een week later vertelt mevrouw Boele dat de injectie bij de elleboog niet heeft geholpen, maar die bij de pols heeft toch een klein beetje verbetering gegeven. Daarnaast zijn er nu ook steeds meer klachten in de andere arm. Werken wil eigenlijk niet meer. Ze werkt nog maar op halve kracht en heeft diverse opdrachten afgezegd. Uit uw vraag wat ze doet als ze niet kan werken, blijkt dat ze veel rondhangt en tot niets komt. Steeds is ze bezig met de vraag hoe het verder moet. Haar huishoudelijke taken blijven ook al liggen. Vervelend dat alles altijd op haar nek terechtkomt. Maar ja, haar echtgenoot is iedere dag pas laat thuis. Van een collega hoorde ze iets over RSI. Met haar wekelijkse 60 uur achter de computer zou dat natuurlijk prima kunnen.

Nu bent u altijd een beetje allergisch voor kreten als RSI. In uw beleving gaat het om een verzamelbegrip van moeilijk te duiden klachten in de armen, die mogelijk gerelateerd zijn aan herhaalde bewegingen. Een grote groep aandoeningen in het gebied van arm en pols, met vaak een zeer diverse pathologisch-anatomische achtergrond worden wat betreft etiologie op één hoop geveegd, met daarbij ook een grote groep klachten waarbij geen duidelijk substraat wordt gevonden. U blijft zich altijd afvragen in hoeverre deze aandoeningen met elkaar zijn te vergelijken en of ze werkelijk arbeidsgerelateerd zijn. Vooral ook omdat verschillende aandoeningen die tegenwoordig onder RSI vallen ook voorkomen bij mensen die geen arbeid hebben waarbij herhaalde bewegingen moeten worden *gedaan. Als je kranten en zelfs vaktijdschriften moet geloven dan heeft de hele westerse wereld te maken met een RSI-epidemie. Dat verbaasde u nogal, want in uw beleving valt het aantal patiënten in de praktijk wel mee.*

Wat is RSI?

Repetitive strain injury (RSI) is een verzamelbegrip van klachtensyndromen, gelokaliseerd in nek, schouders en armen, die vaak in relatie worden gebracht met bepaalde houdingen, bewegingen of lichamelijke activiteiten in werk.[1] In de diverse landen worden verschillende terminologieën gebruikt om RSI te omschrijven (zie tabel 6.1).

Tabel 6.1

Algemeen	Repetitive Strain Injury
Engeland (Verenigd Koninkrijk)	Work Related Upper Limb Disorder
Verenigde Staten	Cumulative Trauma Disorder Carpal Tunnel Syndrome
Canada	Musculo-Skeletal Injury
Nieuw-Zeeland	Occupational Overuse Syndrome
Japan	Occupational Cervico-Brachial Disorder
Zweden	Work Related Musculo-Skeletal Disorder
Finland	Muscle-Tendon Syndrome
Nederland	Muisarm

RSI wordt gedefinieerd als een tot beperkingen of participatieproblemen leidend, multifactorieel bepaald klachtensyndroom aan de nek, bovenrug, schouder, boven- of onderarm, elleboog, pols of hand of een combinatie hiervan, gekenmerkt door een verstoring van de balans tussen belasting en belastbaarheid, voorafgegaan door activiteiten met herhaalde bewegingen of statische houding van één of meer van de genoemde lichaamsdelen als één van de veronderstelde etiologische factoren.

Het klachtensyndroom is primair gelokaliseerd in de nek- en armregio, en heeft één of meer kenmerken van pijn, stijfheid, huidverkleuringen, koude- of warmtegevoelens, tintelingen, gevoelsvermindering, krachtverlies, verminderde coördinatie, onhandigheid of vermoeidheid.

In de literatuur lijken praktisch alle beschreven klinische syndromen van nek, schouder, arm, elleboog, pols en vingers onder RSI te vallen.

Volgens de Gezondheidsraad worden de volgende syndromen tot RSI gerekend (20%):

1 De klinisch bekende (pijn)syndromen of aandoeningen (20%):
   - tendino-myogene nekklachten (nektensiesyndroom);
   - *thoracic-outlet*-syndroom;
   - rotator-cuff-syndroom;
   - epicondylitis lateralis/medialis;
   - cubitaletunnelsyndroom;
   - M. Quervain;
   - tendinitiden flexoren/extensoren pols en vingers;
   - carpaletunnelsyndroom;
   - Gyonse tunnelsyndroom.
2 De klachtensyndromen die niet behoren tot de bovengenoemde klinische (pijn)syndromen en in relatie staan met bepaalde houdingen en bewegingen (80%); deze houdingen en bewegingen zijn:
   - statische duurbelasting van de nek-schouderregio in kyfotische houding met antepositiestand van het hoofd en protractiestand van de schouders;
   - dynamische duurbelasting van repeterende bewegingen met gewrichtsposities buiten de zogenaamde ruststand van het gewricht.

RSI is per definitie niet alléén gerelateerd aan de werksituatie. Ook huishoudelijke werkzaamheden, hobby- of sportactiviteiten kunnen aanleiding geven tot het ontstaan van RSI.

Klachten in relatie met werkzaamheden of handelingen waarvoor vibrerend gereedschap noodzakelijk is, worden door de Gezondheidsraad niet tot RSI gerekend omdat deze klachten monofactorieel bepaald worden.

Vereenvoudigd weergegeven: RSI is een klachtensyndroom in de nek en bovenste extremiteiten, dat door biopsychosociale (fysieke en niet-fysieke) factoren kan worden bepaald en gekenmerkt is door verminderde activiteiten (beperkingen) en participatieproblemen (handicap).

Komt RSI vaak voor?

Wat betreft het voorkomen van RSI verschillen de cijfers nogal, afhankelijk van de definitie en de samenstelling van de onderzoekspopulatie. Waarschijnlijk liggen de prevalentiecijfers van RSI binnen de beroepsbevolking op 20-40%.

RSI komt vaker bij vrouwen voor dan bij mannen.

In 1998 en 1999 waren drie- tot vierduizend werknemers jaarlijks arbeidsongeschikt door RSI. Dit is 3-4% van de totale WAO-instroom.

Vervolg casus	U onderzoekt mevrouw Boele toch nog maar een keer en vindt vergelijkbare afwij-kingen als bij het vorige onderzoek. Flexie/compressie van de pols geeft klachten in de vingers. Daarnaast lijkt nu ook de mediale epicondyl erg gevoelig. Subjec-tief is er wat verbetering, objectief eigenlijk niet. Mede met het oog op de vraag naar het bestaan van RSI en de daarbij pas-sende mogelijkheid van een carpaletunnelsyndroom verwijst u mevrouw Boele naar de neuroloog, om deze diagnose verder te laten objectiveren. In uw hart heeft u echter het vermoeden dat de klachten meer passen in de groep van 80% van de RSI-gevallen waarbij geen duidelijke diagnose wordt gesteld.

Vier weken later ziet u mevrouw Boele terug. Een paar dagen eerder kreeg u bericht van de neuroloog, die concludeerde dat de klachten anamnestisch wel pasten bij een carpaletunnelsyndroom, maar dat ver-der objectiverend onderzoek geen afwijkingen opleverde. Wel was voor de zekerheid nog een afspraak over drie maanden gemaakt om het EMG-onderzoek nog eens te herhalen. De mogelijkheid van een RSI-syndroom ter verklaring van de klachten leek de neuroloog zeker het overwegen waard, gezien de aard van de werkzaamheden van patiën-te.

Vervolg casus	Mevrouw Boele gaat zitten en barst in huilen uit. De afgelopen vier weken zijn de klachten alleen maar verder toegenomen, beide armen zijn zwaar en pijnlijk vanaf de schouder tot de onderarmen. Werken wil nauwelijks meer, ze heeft zich nu bij haar verzekeraar voor 100% ziek gemeld. Ze is teneinde raad, het enige wat ze doet is wat met de hond in het bos wandelen, en zelfs het beest bij de riem vasthouden doet al pijn. Dat het om RSI ging was haar inmiddels wel duidelijk. Dat zoiets door het werken met een computer kan ontstaan begrijpt ze wel, maar waarom gaan de klachten niet over, nu ze praktisch niets meer doet?
Wat zou de oorzaak van RSI kunnen zijn?	De pathofysiologische mechanismen voor het ontstaan van RSI zijn niet exact bekend. Het begrip RSI is een mengelmoes van spier-, pees- en zenuwaan-doeningen waarvoor bij aanvullend onderzoek in de meeste gevallen geen organisch substraat aantoonbaar is. Verondersteld wordt dat de klachten primair ontstaan door de gevol-gen van fysieke (mechanische) overbelastingsfactoren op spier-, pees- en zenuwweefsel, en dat in het beloop van RSI een complex van bio(mechano)psychosociale factoren een onderhoudende rol kan gaan spelen in het klachtenpatroon, de verminderde activiteiten en de eventu-ele participatieproblemen. Kortom, net als bij alle andere substraatloze syndromen.

Wat zijn de fysieke factoren?	Fysieke factoren zijn houding, beweging en kracht. Fysieke overbelasting kan optreden bij extreme houdingen en bewegingen, vooral in situaties waarin kracht en duurbelasting gevraagd worden. Een extra belastende factor is aanwezig indien er na het uitvoeren van een handeling weinig hersteltijd is.

Voor het ontstaan van RSI-klachten worden de volgende hypothesen geopperd:
– Bij statische duurbelasting zijn bepaalde kleine motorunits continu actief; ze lopen schade op door vorming van schadelijke metabolieten.
– Bij rekken van de pees met grote krachten treedt weefselschade op.
– Bij repeterende bewegingen met kleine krachten treedt overmatige wrijving op tussen pees en peesschede en dat leidt tot weefselschade.
– Druk en trek boven bepaalde waarden veroorzaken schade aan het zenuwweefsel.

Wat zijn de niet-fysieke (psychosociale) factoren?

De niet-fysieke arbeidsgerelateerde factoren behoren vooral tot de domeinen arbeidsverhoudingen en arbeidsvoorwaarden. Ook deze factoren zouden bijdragen tot het ontstaan van RSI-klachten. Bij arbeidsverhoudingen gaat het bijvoorbeeld om de verhouding met collega's, ondergeschikten, leidinggevenden en het management, alsmede om de werkorganisatie, de aan- of afwezigheid van medezeggenschap en regelmogelijkheden, en de zelfstandigheid. Bij problemen in de arbeidsvoorwaarden valt te denken aan werk- en rusttijden, ploegendiensten, loopbaanmogelijkheden, het arbeidscontract en de beloning.

Over *niet-arbeidsgerelateerde psychosociale factoren* is weinig bekend vanuit wetenschappelijk onderzoek. Verondersteld wordt dat in principe dezelfde mechanismen een rol spelen als bij arbeidsgebonden factoren. De indruk bestaat dat deze factoren, evenals bij andere aspecifieke overbelastingssyndromen van het bewegingsapparaat, vooral van invloed zijn op het beloop van de aandoening.

Voorbeelden van niet-arbeidsgerelateerde psychosociale factoren zijn *life events*, zoals ziekte of overlijden van een familie- of gezinslid, relatieproblematiek, financiële zorgen en cultureel-economische factoren.

Wat zijn de persoonsgebonden factoren?

Deze factoren geven in combinatie met fysieke overbelastingsfactoren, een verhoogde kans op het verkrijgen van overbelastingssyndromen in het algemeen en dus ook van RSI.

Deze factoren kunnen ingedeeld worden in fysieke factoren, zoals lichaamsbouw en conditie, en mentale factoren, zoals copingstijl, assertiviteit, perfectionisme en pijncognities.

Vervolg casus	U legt mevrouw Boele uit dat het niet-verdwijnen van de klachten te maken kan hebben met een groot aantal onderliggende factoren, zoals werkdruk en werkplezier, maar ook met niet-werkgebonden factoren, zoals relatieproblemen en economische factoren. Ook het niet adequaat omgaan met spanningen kan klachtonderhoudend werken.

De tranen van frustratie zitten hoog. 'Altijd weer op die softe toer, de problemen zijn begonnen toen ik klachten kreeg en niet andersom. Binnen iedere relatie is wel eens wat. Het gaat mij erom hoe ik deze ellende had kunnen voorkomen. Hoe lang gaat dit duren? Kom ik nog weer aan het werk?'

Welke maatregelen kun je nemen om RSI te voorkomen?	In de literatuur zoals die is samengevat in het RSI-rapport van de Gezondheidsraad komt men drie hoofdgroepen van preventieve maatregelen tegen. Deze zijn gericht op:

– het verminderen van de fysieke belasting door ergonomische interventies, zoals werkplekaanpassing of hulpmiddelen;
– het verminderen van de mentale belasting door veranderingen aan te brengen in het productiesysteem of de organisatiestructuur en -cultuur, zoals afwisseling van taken en bevordering van teamvorming;
– het vergroten van de functionele belastbaarheid van de werknemer door gezondheidsvoorlichting en conditieverbeterende activiteiten zoals bedrijfsfitness.

Vervolg casus	*'Hoe lang klachten duren is niet echt goed bekend, wel dat het vaak lang kan duren.' 'Maar is er dan helemaal geen behandelmogelijkheid? Er moet toch iets werken?', vraagt ze met een onderdrukte snik.*

Wat zijn de behandelmogelijkheden bij RSI?	Er zijn enkele publicaties over de behandeling van patiënten met RSI-klachten. Daaruit blijkt dat dé behandeling van RSI niet bestaat. Onze kennis over de pathofysiologie, de risicofactoren voor het ontstaan en beloop van aspecifieke pijnsyndromen in het algemeen en dus ook van RSI is immers nog steeds zeer beperkt. Er wordt dan ook 'van alles' aan gedaan, variërend van rust en gedoseerd bewegen tot multidisciplinaire gedragstherapeutische behandelingsprogramma's. Geen enkele behandelingswijze heeft tot dusver overtuigend wetenschappelijk bewijs opgeleverd dat ze invloed heeft op het beloop van RSI.

In de *beginfase* van RSI is uitleg, geruststelling en voorlichting van belang. Afhankelijk van de mate van klachten kan pijnmedicatie, zoals paracetamol of een NSAID, worden gegeven. Als het gaat om een specifieke aandoening, zoals een epicondylitis of een carpaletunnelsyndroom, kan deze volgens de normale behandelrichtlijnen behandeld worden. Indien duidelijk is wat de oorzakelijke factor is in het primair fysieke overbelastingssyndroom, kan men de daarbijbehorende preventieve maatregelen nemen.

Over het effect van ergonomische aanpassingen van de werkplek en organisatorische maatregelen is nog weinig bekend, maar de schaarse gegevens die beschikbaar zijn, laten positieve effecten zien bij klachten van het bewegingsapparaat.[2] Wanneer in de werkbelasting geen duidelijke knelpunten kunnen worden geconstateerd en de verstoring van het evenwicht wordt veroorzaakt door een verminderde fysieke belastbaarheid (conditie) van de werknemer, dan bestaat er een indicatie voor reconditionering door middel van een fysiotherapeutisch behandelings- of bedrijfsfitnessprogramma volgens principes van de *graded activity*. Van dit type behandelingsprogramma, waarbij de belasting geleidelijk consequent wordt opgevoerd, ondanks de ervaren klachten en beperkingen, worden goede resultaten beschreven.[3] Bij RSI-achtige klachten zou eigenlijk al in een vroeg stadium overleg moeten zijn met de bedrijfsarts, ook als er nog geen sprake is van arbeidsongeschiktheid. Via de bedrijfsarts kunnen onder andere ergonomische maatregelen worden gerealiseerd en kan toegang worden verkregen tot specifieke behandelprogramma's. Hierin zit echter een zeker spanningsveld, daar niet iedere pijn aan de arm direct gezien moet worden als RSI en er soms mogelijk ook een kortdurend spontaan beloop is. Daarnaast is het voor de huisarts meestal logistiek niet eenvoudig om in contact te komen met een Arbo-collega.

Bij een *dreigend chronisch beloop* dient naast evaluatie van de werkbelasting een aanvullende inventarisatie plaats te vinden van onderhoudende arbeidsgerelateerde en niet-arbeidsgerelateerde psychosociale factoren in het klachten(pijn)syndroom. Het RSI-syndroom gaat in deze fase kenmerken vertonen zoals die beschreven zijn bij het chronische aspecifieke pijnsyndroom.[4,5] Chronische pijn bij aspecifieke aandoeningen van het houdings- en bewegingsapparaat en de daarbij optredende beperkingen in activiteiten en participatieproblemen, kan worden gezien als een vorm van (pijn)gedrag. Daarbij is een multidisciplinaire behandeling nodig, volgens gedragstherapeutische principes, met als doel weer normaal te gaan functioneren in alledaagse activiteiten en werk. Deze behandelingsstrategie geldt in principe voor alle aspecifieke aandoeningen van het houdings- en bewegingsapparaat en derhalve ook voor RSI, wanneer de aandoening kenmerken is gaan vertonen van een chronisch pijnsyndroom.

Gezien de complexiteit van de achterliggende factoren lijken behandeling en begeleiding in specifieke (revalidatie)centra obligaat. Uiteraard zou hiermee de rol van de huisarts niet uitgespeeld moeten zijn. Idealiter zouden de huisarts en ook de Arbo-arts bij de behandeling betrokken moeten zijn. Dat is nodig om ten behoeve van de patiënt een consistent beleid af te spreken, waarin alle behandelaars en begeleiders dezelfde taal spreken. Helaas komt hier in de praktijk weinig van terecht.

Vervolg casus

'Niets zou eenvoudiger en plezieriger voor u zijn als je de klachten met een pilletje of een simpele manipulatie kunt oplossen. Maar uw klachten laten zich hierdoor helaas niet beïnvloeden. Er is al duidelijk sprake van een chronisch beloop. De behandeling wordt dan meer gericht op het omgaan met klachten. Het gaat erom een evenwicht te vinden tussen draagkracht en draaglast, zowel in het werk, als in de privé-sfeer. U heeft toch immers zelf ervaren dat puur lichamelijk gerichte behandelingen niet werken.'

U bespreekt de mogelijkheid van een verwijzing naar een revalidatiecentrum in de buurt, waar diverse revalidatieprogramma's zijn opgezet, gericht op aspecifieke klachten van het houdings- en bewegingsapparaat, zoals een nek/rugschool en een programma 'de pijn de baas'. Beide programma's houden zowel met lichamelijke als met psychologische factoren rekening en zijn gericht op activering binnen de mogelijkheden van de patiënt.

Mogelijk kan mevrouw Boele binnen een dergelijk programma geholpen worden. Ze neemt het aanbod met beide handen aan.

Een paar weken later krijgt u bericht van de revalidatiearts. Er wordt gesproken over een aspecifiek tendinomyogeen pijnsyndroom van de nek en armen, waarvoor ook wel de term RSI wordt gebruikt.

Met de functionele analyse wordt het beeld geschilderd van een hardwerkende vrouw die alle energie in haar eenmansbedrijf stopt, lange dagen werkt en zich schuldig voelt als ze eens een paar uur niet werkt. Een bedrijf runnen en succes hebben is een doel op zich geworden. Ook als ze met andere zaken bezig is, doet ze deze zeer intens, wat voor haarzelf de nodige spanning creëert. Er lijken geen echte ontspanningsmomenten te zijn.

Wegens het chronisch beloop van de klachten wordt ze een paar dagdelen per week in behandeling genomen volgens gedragsgeoriënteerde principes, door de disciplines fysiotherapie, ergotherapie en psychologie.

De behandeling is erop gericht mevrouw Boele weer te leren zichzelf te belasten, zonder dat ze bang wordt voor klachtenverergering. Daarnaast is het de bedoeling dat ze de activiteiten meer ontspannen aanpakt en geleidelijk uitbreidt. De psychologie richt zich op het bijstellen van de irreële eisen met betrekking tot hoe ze zou moeten functioneren.

Vervolg casus

Tien maanden later ziet u mevrouw Boele weer. De afsluitende brief van het revalidatiecentrum heeft u net gekregen. De belangrijkste conclusie was dat het klachtenpatroon niet goed te beïnvloeden was. Ze is inmiddels voor 50% afgekeurd en heeft haar bedrijfje opgegeven. Ze vertelt dat het zelfs slechter gaat, overal in het lichaam doen spieraanhechtingen pijn.

Ze blijft zich machteloos voelen omdat ze haar bedrijf wegens de klachten heeft moeten opgeven, terwijl dat juist allemaal zo goed ging. Het lukt haar niet om een nieuwe levenslijn te vinden, iets waarop ze zich kan richten en waarmee ze verder kan. 'Ik blijf maar hopen dat er een oplossing komt en ik kan niet begrijpen dat er echt niets kan worden gedaan.'

Vooral die laatste zin vindt u verbazingwekkend. Het lijkt of er na maanden begeleiding op verschillende niveaus nog niets is veranderd in de attitude van mevrouw Boele ten opzichte van haar klachten.

U bespreekt uw verbazing met haar. Misschien is toch nog wel verdere psychologische begeleiding aangewezen, maar dan meer gericht op acceptatie en het formuleren van nieuwe levensdoelen. Daarnaast zou amitriptyline 25 mg een mogelijkheid kunnen zijn om de klachten wat te onderdrukken. Mevrouw Boele neemt uw tweesporenaanbod aan. Het blijft zoeken en proberen, maar of we verder komen?

Literatuur

1   Gezondheidsraad: RSI. Den Haag: Gezondheidsraad, 2000: publicatienummer 2000/22.

2   Van der Beek AJ, Frings-Dresen MHW, Elders LALM. Effectiviteit van werkaanpassing bij werkhervatting na klachten aan het bewegingsapparaat. Tijdschrift voor Bedrijfs- en Verzekeringsgeneeskunde 2000;5:137-43.

3   Linton SJ, Hellsing AL, Andersson D. A controlled study of the effects of an early intervention on acute muscular skeletal pain problems. Pain 1993;54:353-9.

4   Loeser JD, Melzack R. Pain, an overview. Lancet 1999;353:1607-9.

5   Fordyce WE. Behavioral methods for chronic pain and illness. St Louis: CV Mosby Company, 1976.

7   Toch wat in de knel?

Schouderklachten als uiting van het carpaletunnelsyndroom

Casus

Meneer Van der Zande is net vijftig geworden. Hij heeft er al bijna 33 jaar opzitten in de bouw. Hij werkt met veel plezier bij één van de plaatselijke aannemers en is voor zijn baas een onmisbare vakman. Daarnaast is hij erg actief als één van de bestuursleden van de plaatselijke voetbalclub. Hij is daar het manusje-van-alles en hij woont er praktisch. Zonder meneer Van der Zande zou er niet gevoetbald kunnen worden. Op het spreekuur komt hij zelden. De laatste keer dat u hem in de spreekkamer zag, was tijdens een weekenddienst als begeleider van een voetballer met een schouderluxatie.

Op de spreekuurlijst van die ochtend staat 'schouder' achter zijn naam. Goed zo, denkt u, een rechttoe-, rechtaanprobleem. Kunt u mooi weer wat tijd inhalen, Van der Zande is toch nooit lang van stof.

'Dokter, ik begrijp niet wat er met mijn rechterschouder aan de hand is. Ik heb al maanden last, ik dacht dat het wel vanzelf zou overgaan, maar dat gebeurt niet. Eerst kreeg ik in de loop van de dag last. 's Avonds werd het dan weer wat beter. De laatste tijd is het anders, ik heb vooral 's nachts veel last, overdag gaat het wel, maar ik heb dan zo'n zwaar, lam gevoel in mijn arm.' Niet bepaald het standaard schouderpijnverhaal, denkt u.

Desgevraagd blijkt dat de klachten drie à vier maanden geleden zijn begonnen. Een directe aanleiding was er niet. Op de voorgrond staan vooral het zware gevoel in de arm en de nachtelijke pijn. Het werken wil wel, maar de klachten nemen in de loop van de dag wel toe, want het is zijn werkarm. Er ontstaan dan ook allerlei prikkelingen, uitstralend naar de hand.

Het maakt voor de nachtelijke pijn niet uit op welke zijde hij ligt.

Wat denkt u?

Zoals al was opgemerkt, dit is geen standaardverhaal. Mogelijk dat de klachten meer in relatie staan met de structuren van de schoudergordel. Bij het lichamelijk onderzoek is het zinvol hier extra aandacht aan te besteden.

Vervolg casus

Het standaardonderzoek van de glenohumerale structuren levert niets op. De functie van de arm is prima en er is geen pijn te provoceren.

U gaat verder met het CWK-onderzoek. Tot uw verwondering beweegt de nek nog redelijk soepel. U vindt geen pijn of grove asymmetrieën in de bewegingsuitslagen. Alleen de extensie van de CWK is wat stug en iets beperkt. U test nog even specifiek of er radiculaire pijnklachten in de arm ontstaan bij lateroflexie en rotatie in extensie. Niets van dat al.

Wat zou u nu doen?	Het blijft een onduidelijk beeld, waarbij het zeer de vraag is of de gevonden gering beperkte extensie van de CWK er iets mee te maken heeft. U voelt zich toch niet zo zeker over die schoudergordel en u besluit meneer Van der Zande naar een manueel geschoold fysiotherapeut te sturen om de diagnose te bevestigen en eventueel te behandelen.

Vervolg casus

Het is vijf weken later als meneer Van der Zande weer tegenover u zit. U had al een telefoontje ontvangen van de fysiotherapeut. Die had ook zijn twijfels of de klachten door een functiestoornis van de schoudergordel werden veroorzaakt. Op proef behandelde hij nog twee keer door middel van manipulaties en mobilisaties van de cervicothoracale overgang – zonder resultaat. Terug bij af dus.

U laat meneer Van der Zande nogmaals zijn verhaal vertellen. Maar dat is praktisch hetzelfde als bij het vorige consult. Op uw vraag of er ten opzichte van vijf weken geleden nog iets aan de klachten is veranderd, vertelt hij: 'Oh ja, dat is ook zo, mijn vingers zijn enorm gaan tintelen en voelen ook wat doof aan.'

Opeens denkt u aan een carpaletunnelsyndroom (CTS).

Kan een CTS pijnklachten geven in het gebied van de schouder of de bovenarm?

Zeker eenderde deel van de patiënten heeft pijnklachten proximaal van de pols.[1] De pijn kan dan zelfs uitstralen tot in de schouder en zo hevig zijn dat andere symptomen, zoals paresthesieën van de vingers, niet worden gemeld. Bij onbegrepen schouderklachten kan het zinvol zijn om expliciet te vragen naar carpaletunnelklachten en eventueel een paar daarvoor specifieke tests te doen.

Wat weet u van het CTS?

Het CTS is het meest bekende 'entrapment' syndroom. Het wordt veroorzaakt door inklemming van de nervus medianus onder het ligamentum carpi transversum. Anatomisch gezien sluit het ligamentum carpi transversum een u-vormige benige ruimte af die wordt gevormd door de middenhandsbeentjes. Door deze 'tunnel' lopen de vingerflexorpezen en de nervus medianus.

De prevalentiecijfers liggen bij vrouwen hoger (3,5%) dan bij mannen (geen cijfers bekend). In een Nederlands onderzoek bleek dat veel mensen klachten hebben van een CTS, maar dat dit nog niet was gediagnosticeerd. Bij vrouwen had 5,8% een nog niet ontdekt CTS. Bij mannen liggen deze cijfers veel lager, zo rond de 0,6%.[2] De incidentie wordt in een Amerikaans onderzoek geschat op 149 per 100.000 vrouwen per jaar en 52 per 100.000 mannen per jaar.[3] De gemiddelde leeftijd ligt rond de vijftig jaar. Een verklaring voor het grote verschil tussen mannen en vrouwen werd niet gegeven.

De belangrijkste oorzaken van de inklemming zijn artrose en/of artritis van het polsgewricht. Daarnaast kan het CTS voorkomen bij situaties waarbij extra vocht wordt vastgehouden, zoals bij zwangerschap en bij hypothyreoïdie.

Patiënten klagen over pijn, doofheid of paresthesieën in de vingers. Vaak gaat het om alle vingers, maar het kan ook alleen de eerste tot en met de derde vinger betreffen. Daarnaast is er vaak nachtelijke pijn of zijn er paresthesieën in de hand en/of de arm.

Vervolg casus

U gaat met een aantal fysisch-diagnostische tests aan de slag. In uw geheugen staan eigennamen als Phalen en Tinel, maar welke test nu precies wat is weet u eigenlijk niet meer. U doet meestal de test met aanhoudende maximale flexie van de pols en u drukt ter provocatie van de klachten op het ligamentum carpi transversum.

Wat is de diagnostische waarde van de tests?

In een recent overzichtsartikel werden dertien fysisch-diagnostische tests besproken en werd hun waarde ter ondersteuning van de diagnose CTS vastgesteld (zie tabel 7.1).

Tabel 7.1 Diagnostische test en de definitie van afwijkende bevindingen.[4]

Test	Bevinding
Bewegingsonderzoek	
Verzwakte abductie van de duim	Links-rechtsverschil in de kracht van de musc. abductor pollicis brevis (weerstand abductieduim)
Atrofie duimmuis	Een deuk in het verloop van de duimmuis vanaf de zijkant gezien
Sensibiliteitsonderzoek	
Verminderd pijngevoel	Verminderd pijngevoel bij pijnprikkels op de palmaire zijde van de wijsvinger vergeleken met de andere wijsvinger
Verminderde tweepuntsdiscriminatie	Niet in staat zijn om twee 4 tot 6 mm van elkaar staande punten apart te voelen; hier wordt de wijsvinger vergeleken met de pink van dezelfde hand
Verminderd vibratiegevoel	Verminderd vibratiegevoel van de stemvork als het distale interfalangeale gewricht van de wijsvinger wordt vergeleken met het distale interfalangeale gewricht van de pink aan dezelfde zijde
Verminderde monofilamenttest	De druk van het monofilament wordt niet gevoeld op de palmaire zijde van de wijsvinger

Test	Bevinding
Andere tests	
Vuistteken	Paresthesieën worden opgewekt door de vingers gedurende 60 seconden te flecteren tot een vuist
Flick-teken	Op de vraag aan de patiënt: 'Wat doet u als u veel klachten van uw hand heeft?' maakt de patiënt een soort van wegschudbeweging met zijn hand (zoals het afslaan van een kwikthermometer)
Teken van Tinel	Paresthesieën in de hand in het verloop van de nervus medianus als geklopt wordt op de polsplooi over de nervus medianus
Teken van Phalen	Paresthesieën in de hand in het verloop van de nervus medianus aan de aangedane zijde als de patiënt zijn polsen 60 seconden geflecteerd houdt
Drukprovocatietest	Paresthesieën in de hand in het verloop van de nervus medianus bij compressie met de duim gedurende 60 seconden op de polsplooi over de nervus medianus
Tourniquet-test	Paresthesieën in de hand in het verloop van de nervus medianus als een bloeddrukmanchet om de arm 60 seconden wordt opgepompt boven de systolische bloeddruk
Katz-handdiagram	De distributie van pijn, paresthesieën, tintelingen en verminderd gevoel kunnen volgens vier patronen worden gescoord: een klassiek patroon, een waarschijnlijk patroon, een mogelijk patroon en een onwaarschijnlijk patroon (zie afbeelding 7.1)

Het blijkt dat het Katz-handdiagram een zeer goed onderscheidend diagnostisch vermogen heeft om patiënten met een EMG-positieve CTS te onderscheiden van mensen bij wie geen afwijkingen in het EMG worden gevonden.[5] Daarbij gaat het om de groep met een klassiek of waarschijnlijk patroon.

Bij een klassiek patroon betreffen de symptomen in ieder geval vingers één, twee of drie. Daarnaast kunnen klachten voorkomen in de vierde en de vijfde vinger. Er kan pijn zijn in de pols en pijn proximaal van de pols. Er is geen pijn in de handpalm of op de handrug.

Afbeelding 7.1 is een voorbeeld van een klassiek diagram van een patiënt met een dubbelzijdige CTS.

Het waarschijnlijke patroon komt overeen met het klassieke patroon, maar er mogen ook symptomen op de handpalm zijn (radiaire zijde). Zie afbeelding 7.2 voor een patiënt met een waarschijnlijke CTS.

Daarnaast kan er nog sprake zijn van een mogelijke CTS. Dan zijn er alleen maar klachten in één van de eerste drie vingers.

Bij het onwaarschijnlijke patroon zijn er geen klachten in de eerste drie vingers. In afbeelding 7.3 vindt u een patiënt met een linkszijdige ulnaris-inklemming.

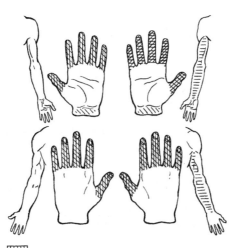

doof gevoel

pijn

prikkelingen

verminderde sensibiliteit

Afbeelding 7.1

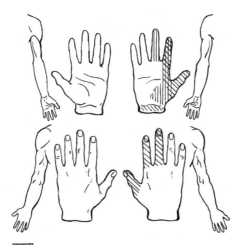

doof gevoel

prikkelingen

Afbeelding 7.2

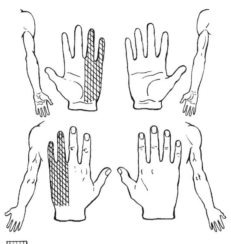

||||| doof gevoel

\\\\\ prikkelingen

Daarnaast hebben hypoalgesie en verminderde kracht van de abductie van de duim een goede voorspellende waarde voor EMG-positieve CTS.

Tegen de diagnose CTS pleiten een onwaarschijnlijk Katz-diagram en normale abductiekracht van de duim.

Verschillende andere bevindingen bij CTS blijken weinig diagnostische waarde te hebben. Daarbij gaat het om nachtelijke paresthesieën, duimmuisatrofie, het teken van Phalen en dat van Tinel, en de sensibiliteitstests (vibratie, tweepuntsdiscriminatie en monofilamentcompressie).

Het teken van Flick leek een zeer grote diagnostische waarde te hebben, maar het betrof hier maar één (wat ouder) onderzoek. Dit gold in mindere mate ook voor het vuistteken.

Let wel, het gaat om een vergelijking met het EMG als gouden standaard. Over de plaats van het EMG binnen de diagnostiek van het CTS volgt later meer.

Vervolg casus

Bij meneer Van der Zande blijkt het teken van Phalen paresthesieën te provoceren in de vingers, vooral in de eerste drie. Er is geen sprake van atrofie van de duimmuis, noch van krachtsverlies van de abductie. Gezien de verdere klachten en deze onderzoeksbevindingen komt u tot de conclusie dat het hier om een CTS gaat.

Wat doet u nu?

In de Nederlandse huisartspraktijk verwijst de huisarts meestal naar een neuroloog ter verificatie van de diagnose door middel van een EMG. Bij een positief EMG verwijst deze de patiënt naar een orthopedisch of plastisch chirurg, ter klieving van het ligamentum carpi transversum, om zodoende de druk op de nervus medianus op te heffen. Er lijkt hier sprake van een vastgeroest verwijspatroon, want er worden in de literatuur nog andere behandelmogelijkheden genoemd.

Bovendien kan het spontane beloop van het CTS worden afgewacht. Het natuurlijk beloop is in één prospectief onderzoek onderzocht over een periode van tien tot vijftien maanden.[6] Uit dit onderzoek bleek dat ongeveer eenderde van de patiënten spontaan verbeterde. De belangrijkste prognostische factoren hiervoor waren een kortdurende klachtenepisode en jonge leeftijd. Bij 40-50% van de patiënten bleven de klachten gelijk. Ernstige klachten hadden meer neiging tot verbetering, terwijl lichte klachten de tendens hadden tot verergering. (Dat lijkt een open deur en wordt ook wel de 'regressie naar het gemiddelde' genoemd.)

Volgens de standaard van de Amerikaanse neurologen kunnen als niet-invasieve behandelmogelijkheden spalken, NSAID's en het staken van klachtenprovocerende activiteiten worden geprobeerd indien er geen ernstige neurologische symptomen zijn (krachts- en sensibiliteitsverlies).[7]

Een invasievere behandeling in de vorm van een corticosteroïdinjectie in de carpale tunnel zou kunnen worden overwogen als bovenbeschreven behandelingen niet helpen of indien de klachten progressief zijn. Als laatste stap wordt de chirurgische behandeling genoemd.

Vervolg casus	U besluit meneer Van der Zande naar de neuroloog te sturen voor nadere diagnostiek.

Zo'n zeven weken later spreekt u meneer Van der Zande op uw telefonische spreekuur. Het aanvullende onderzoek bij de neuroloog heeft niets opgeleverd. Om die reden adviseert de neuroloog een conservatief, afwachtend beleid. Meneer Van der Zande is daar erg teleurgesteld over. De lange wachttijd heeft nergens toe geleid, behalve dat de klachten zodanig zijn verergerd dat hij zich ziek heeft moeten melden. De slechte nachtrust maakt hem steeds neerslachtiger. De laatste paar weken is hij nauwelijks meer op de voetbalclub geweest. Hij had er de energie niet meer voor.

Is er nu wel of niet sprake van een CTS?	Het EMG-onderzoek van de nervus medianus wordt in een systematisch literatuuroverzicht omschreven als een valide en reproduceerbaar onderzoek om de diagnose CTS te bevestigen, met een sensitiviteit van tussen de 60 en 82% (afhankelijk van waar de zenuw precies wordt gemeten) en een specificiteit van 95-100%.[8] In een retrospectief onderzoek bleek echter dat bij 13% van de patiënten die wegens klachten van een CTS werden geopereerd, geen sprake was van EMG-afwijkingen.[9] De klachten en symptomen van deze patiëntengroep verschilden niet met die van de

door middel van EMG bewezen CTS-patiëntengroep. Omdat de indicatie voor verdere (operatieve) behandeling vooral wordt gesteld door middel van een positief EMG, dreigt de patiëntengroep met een negatief EMG adequate behandeling te worden onthouden. Hoewel het EMG-onderzoek wel het beste onderzoek is dat we tot nu toe voor de diagnostiek van CTS voorhanden hebben, mag het niet beschouwd worden als de gouden standaard. Dit heeft als consequentie dat we bij patiënten met aanhoudende voor CTS verdachte klachten, maar met een negatief EMG, niet de diagnose CTS mogen verwerpen.

Vervolg casus

Het is mogelijk dat meneer Van der Zande tussen wal en schip is gevallen. Klinisch een CTS met veel klachten, maar bij aanvullend onderzoek geen afwijkend EMG. In Nederland wordt meestal alleen operatief ingegrepen bij een positief EMG. De mogelijkheid van de behandeling door middel van een corticosteroïdinjectie wordt nauwelijks als optie overwogen. U gaat eens te rade bij een bevriende collega die veel bezig is met injectiebehandeling van aandoeningen van het houdings- en bewegingsapparaat. Had hij het niet tijdens een gemeenschappelijke nascholing over injecties in de carpale tunnel gehad?

U maakt een nieuwe afspraak met meneer Van der Zande.

Wat is er bekend over de behandeling van het CTS met corticosteroïdinjecties?

In het verleden zijn diverse retrospectieve en prospectieve onderzoeken naar het effect van een corticosteroïdinjectie gedaan. De resultaten zijn onduidelijk en er wordt een erg wisselend recidief percentage opgegeven. Toe nu toe zijn slechts vier gerandomiseerde onderzoeken gedaan, waarvan er twee van zodanige kwaliteit dat ze zijn opgenomen in een Cochrane-review.[10] De conclusie is dat een corticosteroïdinjectie in de carpale tunnel gedurende één maand betere symptoomverlichting geeft dan een placebo-injectie. Vergelijkend onderzoek met andere therapeutische interventies is nooit gedaan. Ook is er nooit onderzoek gedaan in de huisartspraktijk.

In een Nederlands onderzoek bleek dat 50% van de patiëntengroep die met een carpale injectie was behandeld in de registratieperiode van één jaar niet geopereerd hoefde te worden.[11] Hiertegenover staat dus een grote groep patiënten die niet of maar zeer kort op een injectie reageert.

Een injectie in de carpale tunnel kan worden beschouwd als een mogelijkheid ter behandeling van het CTS. Zeker in gevallen van diagnostische twijfel, hypothyreoïdie en zwangerschap is een carpale injectie een goede behandeloptie. De plaats van een carpale injectie als reguliere behandeling van het CTS binnen de huisartspraktijk moet nog verder worden onderzocht.

Hoe injecteert u de carpale tunnel?

De belangrijkste indicaties voor een lokale injectie zijn: als proefinfiltratie bij diagnostische twijfel, bij hypothyreoïdie of zwangerschap, of als proefbehandeling in plaats van operatief klieven van het ligamentum transversum (1 of 2 injecties). Het gaat het gemakkelijkst met een lichtblauwe naald (0,6 × 25 mm). De naald wordt aan de ulnaire zijde van de pees van de m. palmaris longus ingebracht, op de tweede polslijn, onder een hoek van 15 tot 20° met de onderarm, in de richting van het midden van de basis van de handpalm. De pees van de m. palmaris longis wordt zichtbaar als, met de pink en de duim tegen elkaar, de pols wordt geflecteerd (zie afbeelding 7.4).

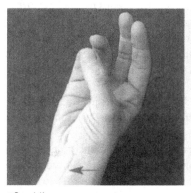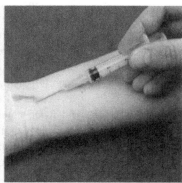

Afbeelding 7.4

In totaal wordt 10 tot 20 mg (1 à 2 milliliter) triamcinolonacetonide geïnfiltreerd. In de praktijk is het een gemakkelijk toe te dienen injectie, die door een huisarts na enige scholing en oefening zonder problemen kan worden gegeven.

Vervolg casus

U besluit tijdens het telefoongesprek met uw collega dat u samen met de patiënt langskomt. U kunt dan zien hoe de injectie wordt gegeven, zodat u daarna eventueel een tweede injectie zelf kunt geven.

Meneer Van der Zande vindt het allemaal prima, als er maar wat gedaan wordt.

Het experiment pakt goed uit. Na enige uitleg geeft u zelf de eerste injectie en merkt hoe eenvoudig dat eigenlijk gaat.

Bij controle na één week is meneer Van der Zande een ander mens. De klachten blijken al voor een groot deel te zijn verdwenen. Vooral de (invaliderende) nachtelijke pijn is een stuk verminderd. U besluit nog een injectie te geven.

Twee weken later gaat het allemaal weer heel redelijk. Helemaal klachtenvrij is meneer Van der Zande nog niet, maar hij heeft zijn werkzaamheden weer opgepakt en de voetbalclub heeft zijn enthousiaste bestuurslid en manusje-van-alles weer terug.

Literatuur

1   Clarke Stevens J, Smith BE, Weaver AL, Bosch EP, Gordon Deen jr H, Wilkens JA. Symptoms of 100 patients with electromyographically verified carpal tunnel syndrome. Muscle Nerve 1999;22:1448-56.

2   De Krom MCTFM, Knipschild PG, Kester ADM, Thijs CT, Boekkoi PF, Spaans F. Carpal tunnel syndrome: prevalence in the general population. J Clin Epidemiol 1992;45:373-6.

3   Stevens JC, Sun S, Beasd MPH, O'Fallon WM, Kurland LT. Carpal tunnel syndrome in Rochester, Minnesota, 1961 to 1981. Neurology 1988;38:134-8.

4   D'Arcy CA, McGee S. Does this patient have carpal tunnel syndrome? Jama 2000;283:3110-17.

5   Katz JN, Stirrat CR, Larson MG, Fossel AH, Eaton HM, Liang MH. A self-administered hand symptom diagram for the diagnosis and epidemiological study of carpal tunnel syndrome. J Rheumatol 1990;17:1495-8.

6   Padua L, Padua R, Aprile I, Pasqualetti P, Tonali P. Multiperspective follow-up of untreated carpal tunnel syndrome. A multicenter study. Neurology 2001;56:1459-66.

7   Practice parameter for carpal tunnel syndrome. Report of the quality standards subcommittee of the American Academy of Neurology. Neurology 1993;43:2406-9.

8   Jablecki CK, Andary MT, So YT, Wilkins DE, Williams FH. Literature review of usefulness of nerve conduction studies and electromyography for the evaluation of patients with carpal tunnel syndrome. AAEM quality assurance committee. Muscle Nerve 1993;16:1392-1414.

9   Concannon MJ, Gainor B, Petrosky GF, Puckett CL. The predictive value of electrodiagnostic studies in carpal tunnel syndrome. Plastic and reconstructive surg 1996;100(6):1452-8.

10   Marshall S, Tardif G, Ashworth N. Local corticosteroid injection for carpal tunnel syndrome. (Cochrane review). The Cochrane library, issue 1, 2001. Oxford.

11   Dammers JWHH, Veering MM, Vermeulen M. Injection with methylprednisolone proximal to the carpal tunnel: randomised double blind trial. BMJ 1999;319:884-6.

8

De arm uit de kom*

Het is de zondagmiddag van uw laatste weekenddienst voor de overgang naar de centrale doktersdienst. De GSM piept, uw partner (voor het laatst in haar rol als achterwacht) meldt u dat iemand tijdens het hockeyen gevallen is waarbij waarschijnlijk de arm uit de kom geschoten is.

Bij aankomst op de club is het slachtoffer al van het veld afgevoerd en ligt op een bank in een van de kleedkamers. De man wordt bijgestaan door een van de oudere bestuursleden, iemand die duidelijk ervaren is in het bijstaan van slachtoffers op het sportveld en niet in paniek raakt. Wat dat laatste betreft heeft u al heel wat meegemaakt. Verdraaide knieën en verstuikte enkels waarvoor 112 wordt gebeld en meer van dat soort overreacties.

Het slachtoffer kent u, het is één van de spelers van heren A1, Henk Bosveldt, een thuiswonende student en ingeschreven in uw praktijk.

Hoe vaak komen schouderluxaties voor?

Schouderletsels komen veel voor en worden het meest gezien bij ongevallen op het sportveld, thuis of in het verkeer. Het aandeel van de schouderluxaties binnen de groep schouderletsels die op spoedeisende afdelingen van de Nederlandse ziekenhuizen worden gezien, ligt rond de 20%.[1] Eenderde van deze luxaties is een acromioclaviculaire luxatie. De groep met een glenohumerale luxatie is dus ongeveer 13% van alle schouderletsels. Van de glenohumerale schouderluxaties gaat het in 97% van de gevallen om een anterior luxatie. De rest is een posterior luxatie.

Het vóórkomen van schouderluxaties wordt in de literatuur nogal wisselend aangegeven. De incidentie varieert (afhankelijk van welke studie) van 8,2 tot 24 per 100.000 mensen per jaar.[2,3,4]

Het aandeel van sportongevallen bij schouderluxaties is hoog rond de vijftien tot 25 jaar (bijna 50%) en loopt met de leeftijd terug. Rond de veertig jaar is dit aandeel nog maar 25%.

Omdat 85% van de schouderluxaties door sportongevallen voor rekening komt van mannen, zijn mannen tussen de vijftien en veertig jaar de grootste groep die behandeld wordt wegens een schouderluxatie. In totaal betreft tweederde van de schouderluxaties mannen. De meeste luxaties bij sportongevallen gebeuren op het voetbalveld.

---

* Dr. R.L. Diercks, orthopedisch chirurg AZG, leverde tekst en commentaar voor dit hoofdstuk.

De man-vrouwverdeling van schouderluxaties bij ongevallen thuis is in de leeftijdsgroep onder de veertig jaar gelijk. Boven de veertig betreft het in 60% van de gevallen vrouwen en boven de 65 jaar zelfs 75% vrouwen. Hierdoor ligt bij vrouwen de gemiddelde leeftijd voor schouderluxaties hoger.

Vervolg casus

Het verhaal is vrij klassiek. Henk is in de strijd om de bal omvergelopen door een tegenstander en daarbij op de linkerschouder gevallen. Hij voelde gelijk dat met een hevige pijn iets in de schouder van zijn plaats ging. De arm kon hij vanwege de hevige pijn direct al niet meer bewegen.

Met enige moeite laat u Henk zijn bezwete sportshirt uittrekken. Eerst de gezonde arm eruit, dan over het hoofd en vervolgens over de pijnlijke arm wegschuiven. Als je het voorzichtig doet lukt dat meestal zonder al te veel pijn.

De diagnose is in één oogopslag duidelijk. De contour van de schouder is veranderd; er is asymmetrie van de deltoïdeuscontour. De welving links is weg. In plaats daarvan is er nu een zwelling aan de voorzijde van de schouder.

Actief de schouder laten heffen is onmogelijk.

Van complicaties in de vorm van plexus- of vaatschade lijkt geen sprake, want kracht, sensibiliteit en doorbloeding van de elleboog en de onderarm lijken verder wel in orde.

Het is u wel duidelijk. Er is hier sprake van een anterior luxatie.

Is verdere diagnostiek noodzakelijk?

Hoewel op eerstehulpafdelingen vaak routinematig röntgenfoto's worden gemaakt bij de anterior schouderluxatie (soms pre- en postrepositie, meestal alleen postrepositie), is er discussie over de waarde hiervan. Het lijkt erop dat het maken van röntgenfoto's meer wordt ingegeven door een vastgeroeste routine dan door duidelijke *evidence*. [5]

Op een prepositieröntgenfoto wordt in 20-25% van de gevallen afwijkingen gezien en dat betreft meestal fracturen van het tuberculum majus en van de rand van het glenoïd. Een nadeel daarbij is dat de interpretatie van een röntgenfoto door de veranderde anatomie moeilijker wordt. Belangrijk is dat het beleid van de behandeling van de schouderluxatie niet wordt veranderd door de afwijkingen die op een prepositieröntgenfoto worden gezien.[6] Ook gedislokeerde (avulsie)fracturen van het tuberculum majus hebben meestal na repositie weer een acceptabele stand.

Een meer juridisch argument om pre- en postrepositieröntgenfoto's te maken om schouderletsel uit te sluiten dat door het reponeren van de schouder ontstaat, heeft geen waarde omdat het risico op fracturen te verwaarlozen blijkt te zijn.[7,8]

Conclusie: indien er met inachtneming van het type ongeval en de bevindingen bij lichamelijk onderzoek sprake is van een anterior luxatie heeft het maken van een prerepositieröntgenfoto van een jonge patiënt geen toegevoegde waarde. Mogelijk moeten bij een oudere patiënt (boven de 45 jaar) de indicaties voor een prerepositiefoto weer wat ruimer worden gesteld, omdat in deze leeftijdsgroep meer complicaties (tuberculum majus- en glenoïdfracturen) na een primaire schouderluxatie worden gezien.

Vervolg casus

U voelt zich wel vertrouwd met het reponeren van gedislokeerde schouders. Als poortarts in een middelgroot ziekenhuis heeft u zich de diverse technieken kunnen eigen maken.

Wat zijn de meest gangbare methoden om schouders te reponeren?

In de praktijk worden vier methoden toegepast. De bekendste is de methode volgens Hippocrates. Hierbij wordt de arm gereponeerd door tractie te geven aan de arm van een op de grond op de rug liggende patiënt. De richting van de tractie is caudaal met iets adductie. De tractie wordt gegeven over de voet van de zittende behandelaar die in de oksel is geplaatst. Overbodig is op te merken dat hiervoor het schoeisel moet worden uitgetrokken.

De tweede methode is die volgens Kocher. Bij de zittende patiënt wordt met de arm in exorotatie tractie naar caudaal gegeven. Onder tractie wordt vervolgens de geëxoroteerde arm geadduceerd, gevolgd door endorotatie.

De derde methode is die volgens Stimson. Hierbij ligt de patiënt op de buik op de bank en de gedislokeerde arm hangt naar beneden. Soms wordt de gedislokeerde arm alleen al gereponeerd door de tractie die wordt veroorzaakt door het eigen gewicht. Anders kan tractie naar beneden worden gegeven, bijvoorbeeld door iets aan de arm te hangen. Een variant (Bosley) hierbij is het roteren van de scapulapunt naar mediaal. Hierdoor draait het cavum glenoidale in de richting van de gedislokeerde humeruskop.

De laatste methode is die volgens Mitch. De geluxeerde arm wordt voorzichtig maximaal geëleveerd, daarna wordt tractie gegeven.

Eventueel kan voor het reponeren spierontspanning worden bewerkstelligd door het toedienen van een spierrelaxans (bijvoorbeeld 5 tot 10 mg diazepam i.v.) of een sterke pijnstiller (bijvoorbeeld morfine 10 mg of 50 mg pethidine). Ook wordt wel anesthesie gegeven door middel van een intra-articulaire injectie met Xylocaïne®.

De keuze voor een techniek is afhankelijk van de voorkeur en ervaring van de behandelaar. Van geen enkele techniek is met gerandomiseerd onderzoek de superioriteit aangetoond. De gebruikte techniek is niet van invloed op het percentage schouderluxaties dat recidiveert.

Vervolg casus

U laat Henk op de buik op de bank liggen met de arm hangend naar beneden. U ondersteunt de schouder wat door er een handdoek onder te leggen. De arm hangt zo mooi ontspannen naar beneden. Bij het reponeren van schouders is het vooral van belang om er de tijd voor te nemen. Niet te snel, en als een methode geen resultaat geeft, overgaan op een andere methode. Belangrijk is coaching en het ontspannen houden van de patiënt.

Henk ligt er nu wel comfortabel bij, maar de arm komt met deze aanpak niet in de kom. U besluit de natuur een handje te helpen door zelf wat tractie naar beneden te geven. Misschien moet u iets zwaars aan de arm of hand hangen.

U geeft enkele minuten rustig tractie maar de arm 'geeft nog niet zoveel mee' en repositie blijft uit. U besluit om toch maar wat pijnverlichtende medicatie te geven in de vorm van 50 mg pethidine, ter bevordering van de spierontspanning.

Terwijl u bezig bent om de spuit op te trekken legt u Henk uit wat de bedoeling is van deze injectie. Henk reageert niet bijster enthousiast. 'Ik heb een bloedhekel aan prikjes', zegt hij. 'Kan die arm nu echt niet zonder een injectie worden behandeld?' U legt uit dat er nu toch lang genoeg is afgewacht. Henk kijkt met duidelijk gemengde gevoelens hoe u de injectie klaarmaakt. U loopt naar hem toe en vraagt: 'Zal ik de injectie maar in de andere bovenarm geven?' 'Vooruit dan maar', is het antwoord, 'het is dat het niet anders kan.' Juist op het moment dat u met de naald de huid aanraakt hoort u een klik in de andere schouder, die kennelijk doordat Henk zo was afgeleid, spontaan terug in de kom schoot.

Henk blij en u eveneens – als het allemaal te lang gaat duren raak je het vertrouwen van de patiënt en ook je eigen zelfvertrouwen kwijt.

Henk komt opgelucht van de bank af. Met een onderdrukte grijns ledigt u de injectiespuit in de wasbak. Dit was zeker de meest bijzondere repositie van een schouder die u ooit heeft meegemaakt.

Henks schouder is nauwelijks meer pijnlijk. Eerst beweegt u de arm even passief, de rotaties gaan prima en ook de abductie gaat goed. Wel is de beweging op het einde van de beweging pijnlijk. Vervolgens vraagt u Henk om zijn arm actief te bewegen. Met enige aarzeling blijkt dit ook te lukken, maar wel met pijn. Vooral de abductie is pijnlijk, hetgeen na een dergelijk trauma ook niet verwonderlijk is.

Is aanvullende röntgendiagnostiek na het reponeren van de schouder in deze situatie zinvol?

Bij het stelselmatig maken van postrepositieröntgenfoto's blijkt dat in 75-85% van de gevallen geen afwijking wordt gevonden.[9,10] Het nut van routinematig maken van postrepositieröntgenfoto's wordt dan ook betwijfeld. Klinisch is een succesvolle repositie praktisch altijd duidelijk, zowel voor de patiënt, als voor de arts.[9] De schoudercontour is weer hersteld, de pijn is praktisch weg en de arm van de patiënt kan in elk geval weer bewogen worden.

Het maken van een röntgenfoto is uiteraard wel gewenst als er twijfel is of de repositie wel is gelukt, indien er na een repositie nog veel pijn is, zeker als er daarbij ook functiestoornissen van de schouder zijn (heffen van de arm is niet mogelijk) of als de schouder meteen weer luxeert.

Indien besloten wordt geen foto te maken is het verstandig om de patiënt na enkele dagen op het spreekuur opnieuw te evalueren. Indien er dan nog sprake is van veel pijn en/of functiestoornissen van de schouder kan alsnog besloten worden om een foto te maken.

Complicaties van een schouderluxatie

- Bankart-laesie: het gewrichtskapsel is tezamen met een deel van het labrum glenoidale afgescheurd van de rand van het benige glenoïd. Afhankelijk van de uitgebreidheid van het letsel wordt dit ingedeeld in vier categorieën. Eigenlijk moet dit letsel niet worden gezien als een complicatie, maar meer als een begeleidend letsel dat bij praktisch alle schouderluxaties voorkomt. De kliniek zal afhankelijk zijn van de grootte en plaats van de scheur. Variatie in klachten is mogelijk van lichte schouderklachten tot ernstige instabiliteit. De kliniek en de eisen die aan de functie van de schouder worden gesteld bepalen het beleid.
- Hill-Sachs-laesie: een impressiefractuur in de achterzijde van de kop van de humerus. Het vóórkomen van Hill-Sachs-laesie bij schouderluxaties wordt zeer wisselend opgegeven rond 10-55%.[10,11] Wederom is het beleid (meest conservatief) afhankelijk van de grootte van het letsel en de kliniek. (Het is onduidelijk in hoeverre de Hill-Sachs-laesie een rol speelt bij het recidiveren van schouderluxaties.)
- Fracturen: tuberculum-majusfractuur, een complicatie die in 12% van de gevallen voorkomt, speciaal in de leeftijdsgroep van twaalf tot dertien jaar (43%) en die van 34 tot veertig jaar (30%). In de leeftijdsgroep twintig tot 22 jaar bleek maar 3% van de patiënten een tuberculum-majusfractuur te hebben.[12] De tuberculum-majusfractuur is de belangrijkste fractuur die als gevolg van een schouderluxatie kan ontstaan. Andere fracturen, zoals subcapitale humerusfractuur of die van de processus coracoideus, komen minder vaak voor. De chipfractuur van het glenoïd moet worden gezien als een uitbreiding van een Bankart-laesie en komt in 8% van de gevallen voor, meestal bij ouderen.[12] Als het na repositie van de schouder niet lukt de arm wegens de pijn actief te abduceren, moet altijd een X-foto worden gemaakt om fracturen uit te sluiten. Conservatieve of operatieve behandeling is afhankelijk van de mate van dislocatie van het botfragment.

→

- Rotator-cuff-letsel: een veelvoorkomende complicatie, die met het toenemen van de leeftijd vaker voorkomt (boven de veertig jaar 35%).[13] Operatieve of conservatieve behandeling is afhankelijk van de uitgebreidheid van het letsel en de functiestoornis die daarvan het gevolg is. Indien het de patiënt na een geslaagde repositie niet lukt om de arm actief te abduceren, terwijl dit passief wel lukt en op de X-foto een tuberculum-majusfractuur is uitgesloten, moet u denken aan een cuff-ruptuur van de supraspinatus. Indien de endorotatie actief niet lukt, maar passief wel, dan is er mogelijk sprake van een peesruptuur van de musculus subscapularis.
- Nervus-axillarisletsel of letsel van de plexus brachialis: komt bij ongeveer 20% van de mensen na een schouderluxatie voor.[14] Ook deze complicatie komt boven de vijftig jaar vaker voor. Het heffen van de arm is niet mogelijk door uitval van de musculus deltoideus. Daarnaast is er atrofie van de musculus deltoideus en hypesthesie lateraal op de bovenarm.

Vervolg casus

'Wat gaat er nu met mijn schouder gebeuren? Moet ik rust houden? Wanneer mag ik er weer wat mee doen?' Henk is duidelijk over de eerste schrik van zijn trauma heen en wil zo snel mogelijk weer wat met zijn arm doen.

Uit de EHBO-koffer van de hockeyclub haalt u een mitella en doet die om de arm van Henk.

'Eerst maar eens een paar dagen een mitella. Voor pijn kun je altijd een paar keer per dag twee tabletten paracetamol nemen of een tablet ibuprofen van 400 mg. Kijk maar even wat er in huis is. Kom in ieder geval over twee dagen om verdere afspraken te maken.'

Met een voldaan gevoel gaat u weer terug naar uw auto. Toch altijd goed voor een positief zelfgevoel, zo'n gelukte schouderrepositie. Uw GSM begint weer te trillen en te piepen, de plicht roept.

Hoe moet een gedislokeerde schouder worden nabehandeld?

Ten aanzien van de periode van nabehandeling bestaat geen sluitend advies. Eén gerandomiseerde studie adviseert drie weken immobilisatie bij patiënten onder de vijftig jaar en één week bij patiënten boven de vijftig jaar.[15] In een later onderzoek van Hovelius bleek dat het al dan niet nabehandelen met immobilisatie geen invloed had op de recidiefkans.[12] Gesteld kan worden dat de immobilisatie kortdurend dient te zijn, ter bestrijding van de acute pijn. Lang immobiliseren gaat ten koste van de functie van het gewricht en heeft negatieve invloed op spierkracht en coördinatie. Zodra de pijnklachten dit toelaten dient de immobilisatie te worden afgebouwd.

Er wordt geïmmobiliseerd met de arm in 0° abductie en 60° endorotatie. Dit is de positie van de arm in een mitella. Er is geen overeenstemming waarmee moet worden geïmmobiliseerd. Dit kan een mitella zijn,
een *collar and cuff* of andere van een mitella afgeleide draagverbanden.

Vervolg casus

*Henk komt drie dagen later voor controle op het spreekuur. De schouder is nauwe-
lijks meer pijnlijk. Alleen het bewegen naar een uiterste stand doet nog wel wat
pijn. Henk is blij als hij hoort dat hij de mitella kan afbouwen als de pijnklachten dat toelaten. U spreekt een controle af indien er na drie weken nog steeds
sprake is van aanhoudende pijnklachten of krachtsverlies. Hij moet wel beloven
de komende maand niet te gaan hockeyen.*

Henk belooft het, maar u heeft zo uw twijfels.

> Uit een prospectief onderzoek bij patiënten ouder dan veertig jaar
> met een primaire schouderluxatie bleek dat er in de groep die na drie
> weken geen of nauwelijks klachten meer had, er maar een paar
> waren die na drie maanden weer klachten had. Bij de patiënten die
> na drie weken nog klachten hadden werden in alle gevallen compli-
> caties gevonden, zoals een cuff-ruptuur of neurologisch letsel.[16]

**Dient er nog
fysiotherapeutisch
nabehandeld te
worden?**

Stelselmatig onderzoek naar het nut van fysiotherapie of oefentherapie
na een schouderluxatie ontbreekt. Het is dus niet bekend of gerichte
oefentherapie de recidief luxatiekans vermindert of de functie van het
glenohumerale gewricht sneller verbetert. De meeste in de tweede lijn
behandelde schouderluxaties worden niet verwezen voor verdere fysiotherapeutische begeleiding. Waarschijnlijk pakken de meeste patiënten
hun activiteiten zonder veel problemen weer op.

**Hoe zit het met de
recidiefkans?**

Uit het follow-uponderzoek van Hovelius bleek dat bij 52% van de patiënten geen recidief schouderluxatie ontstond, 23% procent werd geopereerd en bij 22% van de patiënten de schouder na twee recidieven in
twee tot vijf jaar stabiliseerde, zonder verder medisch ingrijpen.[12] Dat
het recidiveren van schouderluxaties leeftijdsafhankelijk is blijkt ook uit
het onderzoek van Hovelius. 54% van de patiënten met een recidief is
jonger dan 22 jaar, 28% van de patiënten zit in de leeftijdsgroep van 23
tot 29 jaar en 9% van de patiënten is dertig tot veertig jaar.

Vervolg casus

*Anderhalf jaar later zit Henk weer tegenover u in de spreekkamer. U heeft wel
enig idee waarom hij u consulteert. De afgelopen periode heeft u één waarneem-
briefje gehad van een collega en een brief van een spoedopvangafdeling van een
ziekenhuis elders met de melding dat zijn linkerschouder wederom was geluxeerd
en vervolgens werd gereponeerd.*

Henk vertelt dat het niet bij die twee is gebleven. Diverse keren schoot zijn arm (waarschijnlijk deels) uit de kom, maar reponeerde spontaan. De laatste keer dat dat gebeurde deed hij eigenlijk niets bijzonders. Hij durft nauwelijks meer te hockeyen.

Eén van zijn studiemaatjes zat met hetzelfde probleem, die had zich acht maanden geleden laten opereren en dat ging nu weer prima. Kortom, de hulpvraag is duidelijk: graag verwijzing naar een orthopeed voor eventuele operatieve behandeling.

Welk onderzoek doet u?

Er is in de literatuur een aantal instabiliteitstests beschreven. Over de betrouwbaarheid en interbeoordelaarsbetrouwbaarheid is nog weinig bekend. De bekendste tests worden hieronder kort beschreven.

1 Bij de *apprehensiontest* ligt de patiënt op de rug. De arm wordt 90° geabduceerd en maximaal geëxoroteerd. In deze positie wordt druk op de kop van de bovenarm naar boven (voren) gegeven. Indien dit pijnlijk is of indien de humeruskop subluxeert is de test positief.

2 De *relocatietest* is een vervolg op de apprehensiontest. Indien bij een positieve apprehensiontest nu weer druk op de kop van de bovenarm naar onderen (achteren) wordt gegeven, 'schiet' de humeruskop weer terug of verdwijnt de pijn.

3 De *releasetest* is een vervolg op de vorige twee tests. Na een positieve relocatietest wordt de drukgevende hand weggenomen. Bij instabiliteit zou de humeruskop weer terug naar voren bewegen, waardoor weer pijn of (sub)luxatie zal ontstaan.

De combinatie van bovengenoemde tests heeft een sensitiviteit van 68%, een specificiteit van 100% en een voorspellende waarde van 85%.[17]

De overige hieronder beschreven tests worden meer voor de volledigheid beschreven. Ze hebben een lage specificiteit en/of sensitiviteit.

4 Bij de *load- and shifttest* zit de patiënt met ontspannen afhangende arm. Vervolgens wordt translatie naar voren en naar achteren uitgevoerd. De mogelijkheid van translatie wordt op een driepuntsschaal uitgedrukt. 0 is translatie tot 25% van de diameter van de humeruskop, 1 is translatie van de humeruskop van 25-50% van de diameter van de humeruskop en 2 is meer dan 50% van de diameter van de humeruskop.

5 Bij het *sulcusteken* zit de patiënt ontspannen met afhangende arm. Vervolgens wordt tractie aan de elleboog naar onderen gegeven. Bij instabiliteit zou onder de rand van het acromion door verplaatsing van de humeruskop naar caudaal een zichtbare inkeping (sulcus) ontstaan. De score wordt uitgedrukt op een driepuntsschaal: respectievelijk nul, een en twee vingers breed.

6 Bij de *posterieure stresstest* wordt de arm bij de zittende patiënt 120°
geabduceerd. Met de duim net naast de processus coracoideus op de
humeruskop wordt druk naar achteren gegeven. Met de andere hand
brengt de onderzoeker de bovenarm van de patiënt in 30° endorotatie
en horizontale adductie. Bij het ontstaan van pijn en/of een grote
translatie naar achteren is de test positief.

Vervolg casus

*Als u de apprehensiontest bij Henk doet, subluxeert de humeruskop bijna. Zoals u
bij de anamnese al vermoedde is de schouder van Henk zeer instabiel. Conservatieve behandeling lijkt geen optie meer.*

*U besluit Henk te verwijzen naar een orthopedisch chirurg om door middel
van een operatieve behandeling de schouder weer te stabiliseren.*

Wat doet de
orthopeed met
Henk?

De orthopeed zal het met de diagnose en indicatie eens zijn. Indien er
nog geen X-foto is gemaakt, zal dat nu zeker gebeuren om een (groot)
Hill-Sachs-defect of een benige Bankart-laesie uit te sluiten. De diagnostiek kan worden uitgebreid met CT- of MRI-artrografie. Hiermee kan
een Bankart-laesie ondubbelzinnig worden aangetoond.

Het basisprincipe van de behandeling is het operatief herstellen van
de voorste kapsellaesie, door het terughechten van het labrum, de structuren van het gewrichtskapsel en de ligamenten aan het glenoïd. Dit kan
zowel in een open als een gesloten procedure door middel van een artro-
scoop. Beide technieken hebben in 90% van de gevallen een goed resultaat.[18] Deze ingreep wordt vaak nog genoemd naar Putti uit Italië en Platt
uit Engeland.

Bij de open operatieprocedure worden vaak nog additionele technieken toegepast met als doel de stabiliteit van het gewricht te vergroten.
Voorbeelden hiervan zijn het reven van de musculus subscapularis, het
plaatsen van een botblok op de rand van het glenoïd (Eden-Hybinette en
Bristow-Latarjet) of een rotatie-osteotomie van de humeruskop, om
zodoende het gewrichtskapsel weer strak te spannen (Weber en Mag-
nussen-Stack).

Postoperatief zal de arm gedurende drie tot zes weken (afhankelijk
van de techniek) worden geïmmobiliseerd door middel van een mitella
die onder de kleding moet worden gedragen. Na deze periode volgt
oefentherapie. In totaal zal rekening moeten worden gehouden met een
revalidatieperiode van drie maanden en blijft er een exorotatiebeperking
bestaan van 30° bij de open operatieprocedure en 15° bij de artroscopische procedure.

Vervolg casus

*Vijf maanden later krijgt u een brief van de orthopeed. Het recidiverend luxeren
van Henk zijn schouder bleek te berusten op een grote Bankart-laesie, die door
middel van een artroscopische procedure werd gehecht.*

Literatuur

1   Letsel Informatie Systeem van de stichting Consument en Veiligheid.

2   Kroner K, Lind T, Jensen J. The epidemiology of shoulder dislocatoins. Arch Orthop Trauma Surg. 1989;10:288-90.

3   Simonet WT, Melton LJ, Cofield RH, Ilstrup DM. Incidence of shoulder dislocation in Olmsted County, Minnesota. Clin Orthop 1984;186:186-191.

4   Nordqvist A, Petersson CJ. Incidence and causes of shoulder girdle injuries in an urban population. J Shoulder Elbow Surg 1005;4:107-12.

5   Roberts J, Hedges J. Clinical procedures in emergency medicine. 3e ed. Philadelphia: WB Saunders, 1998.

6   Shuster M, Abu-Laban RB, Boyd J. Prereduction radiographs in clinically evident anterior shoulder dislocation. Am J Emerg Med 1999;17:653-8.

7   Riebel GD, McCabe JB. Anterior shoulder dislocation: a review of reduction techniques. Am J Emerg Med 1991;9:180-8.

8   Zahiri CA, Zahiri H, Tehrany F. Anterior shoulder dislocation reduction technique revisited. Orthopedics 1997;20:515-21.

9   Harvey RA, Trabulsy ME, Roe L. Are postreduction anteroposterior and Scapular Y views useful in anterior shoulder dislocations? Am J Emerg Med 1992;10:149-51.

10   Hendey GW, Kinlaw K. Clinically significant abnormalities in postreduction radiographs after anterior shoulder dislocation. Ann Emerg Med 1996;28:399-402.

11   Hovelius L, Augustini BG, Fredin H, Johansson O, Norlin R, Thorling J. Primary anterior dislocation of the shoulder in young patients. A ten-year prospective study. J Bone Joint Surg Am 1996;78:1677-84.

12   Hovelius L, Eriksson K, Fredin H, Hagberg G, Hussenius A, Lind B, Thorling J, Weckstrom J. Recurrences after initial dislocation of the shoulder. Results of a prospective study of treatment. J Bone Joint Surg Am 1983;65:343-9.

13   Pevny T, Hunter RE, Freeman JR. Primary traumatic anterior shoulder dislocation in patients 40 years of age and older. Arthroscopy 1998;14:289-94.

14   Pasila M, Jaroma H, Kiviluoto O, Sundholm A. Early complications of primary shoulder dislocations. Acta Orthop Scand 1978;49:260-3.

15   Kiviluoto O, Pasila M, Jaroma H, Sundholm A. Immobilisation after primary dislocation of the shoulder. Acta Orthop Scand 1980;51:915-9.

16   Sonnabend DH. Treatment of primary anterior shoulder dislocation in patients older than 40 years of age. Conservative versus operative. Clin Orthop 1994;304:74-7.

17   T'Jonck L, Staes F, De Smet L, Lysens R. De relatie tussen klinische schoudertests en bevindingen van artroscopisch onderzoek. Geneeskunde en Sport 2001;34:15-24.

18   Karlsson J, Magnusson L, Ejerhed L, Hultenheim I, Lundin O, Kartus J.
Comparison of open and arthroscopic stabilization for recurrent shoulder
dislocation in patients with a Bankart lesion. Am J Sports Med
2001;29:538-42.

9

Schouderklachten op herhaling*

Recidiverend impingement

Casus

Meneer Jansen, de eerste patiënt van die ochtend, is een 41-jarige vleeshouwer die in een grote slagerij werkt. Dat is zwaar werk: aan een lopende band komen grote stukken koe of varken voorbij, waaruit meneer Jansen en zijn collega's één stuk vlees trekken voor verdere bewerking. Daarna gaat het stuk vlees verder met de lopende band, naar het volgende verwerkingsstation. Voor dit werk moet je fit zijn, het is de hele dag door trekken en duwen aan hompen vlees – het lijkt wel een krachttraining voor atleten. Meneer Jansen heeft dan ook een flink gespierd bovenlichaam.

'Ik heb al drie maanden last van mijn rechterschouder en dat kan ik in mijn werk absoluut niet gebruiken. In het begin dacht ik nog: niet te veel van aantrekken, het is vanzelf gekomen en zal dan ook wel vanzelf weer weggaan. Helaas, het wordt alleen maar erger, dat getrek en geduw aan dat vlees wil helemaal niet meer.'

Desgevraagd vertelt hij dat hij zich drie weken geleden heeft ziek gemeld. Anamnestisch lijkt het een 'standaard'-schouderverhaal. De klachten zijn zonder duidelijke oorzaak heel geleidelijk ontstaan. Aanvankelijk waren er na een dag werken klachten die de volgende dag weer over waren, maar een aantal weken later begon de schouder ook tijdens het werk steeds meer klachten te geven en vooral ook 's nachts steeds pijnlijker te worden. Tussendoor had hij nog een week vakantie gehad en gehoopt dat rust de klachten gunstig zou beïnvloeden, maar dat was eigenlijk niet het geval geweest. Daarna had hij nog drie dagen gewerkt. Toen ging het niet meer. Het grootste probleem is nu vooral de nachtelijke pijn. 'Als ik mijn arm maar onderhands gebruik en niet te veel duw of trek, dan gaat het wel.'

Het onderzoek is eenduidig, er is een pijnlijk traject in de abductie. De laatste 20° abductie lukt niet vanwege de pijn. Ook passief is de abductie aan het eind wat beperkt. De rotatie is geen probleem. Het schouderprobleem staat zo op de voorgrond dat u het verdere nekonderzoek maar achterwege laat. U geeft eerst de standaardbehandeling met NSAID's en later een subacromiale injectie. Uiteindelijk zijn twee subacromiale injecties nodig voor meneer Jansen klachtenvrij is en hij weer aan het werk kan.

* Dr. R.L. Diercks, orthopedisch chirurg AZG, en R. Jorna, bedrijfsarts, leverden tekst en commentaar voor dit hoofdstuk.

Vervolg casus	*Zes maanden later zit meneer Jansen opnieuw tegenover u met pijn aan zijn rechterschouder. Het was na uw behandeling twee maanden goed gegaan, maar de klachten, ook 's nachts, kwamen geleidelijk aan toch weer terug. Op advies van de bedrijfsarts was hij halve dagen gaan werken, maar sinds zes weken werkt hij helemaal niet meer. Enigszins verbaasd vraagt u waarom hij niet eerder terug is gekomen. 'Dat was het advies van de bedrijfsarts, kijken of het met rust wil genezen'. Maar nu begint hij ongeduldig te worden en wil graag dat hij wordt verwezen naar een fysiotherapiepraktijk die is gespecialiseerd in nek- en schouderklachten.'*

Uw tenen krommen zich in de schoenen, de spanning in uw nekspieren neemt weer toe. Weer zo'n soort bevel van een bedrijfsarts, gecommuniceerd via een patiënt. Al zo vaak heeft u met Arbo-artsen afgesproken dat dat zo niet kan. Bel, of schrijf een brief, maar laat niet de patiënt de brenger van de boodschap zijn. Bovendien is het onmogelijk uit te maken in hoeverre de wens van de patiënt in deze boodschap zit verpakt. Voorstellen voor een eigen beleid worden in deze situatie vaak een soort achterhoedegevecht met de patiënt.

Zijn er gedrags-regels voor communicatie tussen huisartsen en bedrijfsartsen?	Helaas komt de bovenbeschreven situatie vaker voor, en hoewel er in den lande talloze projecten draaien voor verbetering van de communicatie tussen huisartsen (of de behandelende sector) en bedrijfsartsen, wil het in de praktijk maar niet vlotten.

In maart 2002 is in een gezamenlijke uitgave (Landelijke Huisartsen Vereniging en Nederlandse Vereniging voor Arbeids- en Bedrijfsgeneeskunde) van *De Huisarts* een leidraad voor samenwerking tussen huisarts en bedrijfsarts gepubliceerd.[1] Hopelijk dat deze de communicatie enigszins zal stroomlijnen.

Wat is de ideale situatie rond meneer Jansen, gezien door de bril van de bedrijfsarts?	In het geval van meneer Jansen zal de bedrijfsarts aan de volgende gang van zaken de voorkeur geven. Op advies van de direct leidinggevende, bij wie meneer Jansen zich ziek heeft gemeld en die hem kent als een stoere en gemotiveerde medewerker die zelden ziek is, wordt op korte termijn een afspraak gemaakt bij de bedrijfsarts. De bedrijfsarts neemt de ziekteanamnese en de bedrijfsanamnese af. In de laatste wordt verder doorgevraagd over de reden van de ziekmelding, de arbeidsomstandigheden, de arbeidsinhoud, de arbeidsverhoudingen en de arbeidsvoorwaarden. De bedrijfsarts weet op grond van zijn ervaring dat er veel mensen met schouderklachten rondlopen op de afdeling waar meneer Jansen werkt. Hij besluit toch weer eens de arbeidsbelasting van de personeelsleden van de afdeling met de directie te bespreken, want op ergonomisch gebied is zeker nog veel te verbeteren, zowel bij de vleeshouwers zelf, als aan de omstandigheden waarin ze werken.

De bedrijfsarts doet een onderzoek van de schouder en constateert een actieve en passieve beperking van de rechterschouder. Vervolgens vraagt hij wat de curatieve sector reeds aan de klachten heeft gedaan. Meneer Jansen vertelt over de pijnstillers en de injectie die hij enige tijd geleden heeft gekregen. De bedrijfsarts vraagt de patiënt om toestemming om te overleggen met diens huisarts. Hiervoor ondertekent meneer Jansen een schriftelijke machtiging. In overleg met de leidinggevende van meneer Jansen probeert de bedrijfsarts schoudersparend werk te regelen. Wellicht dat meneer Jansen onderhands inpakwerk kan doen.

De bedrijfsarts zoekt contact met u als huisarts van meneer Jansen. Uitgangspunt van het overleg is dat meneer Jansen zo snel, maar ook zo duurzaam mogelijk weer zonder klachten in zijn werk moet kunnen functioneren. U spreekt een gezamenlijk beleid af. U zult nogmaals de schouder behandelen, de bedrijfsarts zal zich verder bekommeren over de werkbelasting en arbeidsomstandigheden. U besluit na drie weken nog eens per e-mail te overleggen.

Na drie weken is de schouder van meneer Jansen fors verbeterd, maar het is beter dat meneer Jansen nog een aantal weken doorgaat met schoudersparend werk. De bedrijfsarts regelt nog twee weken niet-belastend werk, waarna de belasting geleidelijk weer wordt opgevoerd met zijn eigen werk.

Zeven weken na de ziekmelding is meneer Jansen weer volledig aan het werk en zijn de ergonomische adviezen van de bedrijfsarts door het bedrijf geïmplementeerd.

Zo is het in werkelijkheid niet gegaan, de bovenbeschreven situatie is maar zeer zelden een reële afspiegeling van de realiteit. Er zijn in de praktijk nogal wat valkuilen en hindernissen. We geven een opsomming van voetangels en klemmen.

De huisarts doet uitspraken over het werk. 'Doe maar eens een paar weken rustig aan'. De bedrijfsarts gaat therapeutisch aan de slag, bijvoorbeeld door het geven van diagnostische en therapeutische adviezen of verwijzingen naar bedrijfsfysiotherapeut of bedrijfspsycholoog. De 'Wet verbetering Poortwachter', die sinds 2002 van kracht is, vereist een actieve rol in het reïntegratieproces van zowel de werkgever, de werknemer als de bedrijfsarts. Men verwacht dat als gevolg hiervan het aantal interventies van de kant van de bedrijfsarts zal toenemen. Overleg wordt dan zeker een 'must', anders wordt de patiënt geconfronteerd met overbodige of herhaalde diagnostiek, of dreigt het gevaar van tegenstrijdige adviezen en weet de patiënt helemaal niet meer wat hij moet.

Achilleshiel in dit proces is de zeer matige bereikbaarheid en de beschikbaarheid van huisartsen en bedrijfsartsen voor onderlinge communicatie. Huisartsen weten vaak niet wie de bedrijfsarts is of hoe en waar ze die kunnen bereiken. Hoewel er standaardcommunicatieformulieren zijn, wordt daar in de praktijk nauwelijks mee gewerkt. Onduidelijk is vaak of de patiënt de noodzakelijke schriftelijke machtiging heeft getekend, waardoor huisartsen nog wel eens terughoudend zijn met het geven van informatie. Er is twijfel over de positie van de bedrijfsarts: kiest hij voor het belang van de patiënt of voor dat van het bedrijf (tenslotte wordt de bedrijfsarts door het bedrijf voor zijn diensten betaald). Wat doet de bedrijfsarts met die informatie? Kan die schade opleveren voor de belangen van de patiënt met wie je tenslotte een vertrouwensrelatie hebt?

De laatste en misschien wel belangrijkste oorzaak voor de moeizame communicatie is dat communicatie voor bedrijfsartsen en huisartsen, toch al overbelaste beroepsgroepen, een sluitpost op de begroting is. Een financiële compensatie voor overleg zou een hoop hindernissen kunnen slechten.

Vervolg casus

Bij verder uitvragen blijkt het om eenzelfde soort probleem te gaan als een half jaar geleden. Er is weer nachtelijke pijn met onvermogen om op de pijnlijke schouder te liggen. Bij onderzoek vindt u weer een pijnlijk en wat beperkt abductietraject.

Wat u betreft had u nog eens antiflogistische medicatie of een subacromiale injectie gegeven. Natuurlijk doen fysiotherapeuten hun best om de klachten van de patiënt effectief te behandelen, maar fysiotherapie werkt nu eenmaal niet antiflogistisch. U bespreekt dit nog eens met meneer Jansen, maar die voelt niet zoveel voor weer zo'n 'hormoonspuit'. Hij wil toch graag eens fysiotherapie proberen, want die fysiotherapeut had de nekklachten van zijn zwager ook weer helemaal in orde gekregen. Dan maar een verwijzing voor de fysiotherapeut. U besluit om de bedrijfsarts te bellen, een beetje afstemming van het beleid kan geen kwaad. Bovendien wilt u graag nog even uw eigen onvrede over deze situatie ventileren.

Met meneer Jansen spreekt u af na een paar weken fysiotherapie eens terug te komen om de klachten te evalueren.

Diezelfde middag probeert u de bedrijfsarts te bellen, hetgeen niet lukt. De secretaresse geeft aan dat de betreffende collega over twee dagen weer op de afdeling is. U probeert het twee dagen later weer. Het blijkt een drukke dag te zijn en het lukt u pas om 16.15 uur te bellen. De collega is helaas de tweede helft van de dag op bedrijfsbezoek en komt niet meer op de afdeling. U vraagt de secretaresse of de bedrijfsarts u misschien kan terugbellen, liefst tussen 13.00 en 14.00 uur.

Uiteindelijk lukt het drie dagen later om contact te leggen. U blijkt elkaar te kennen van een intercollegiaal casusoverleg samen met de revalidatieartsen. Het wordt een constructief overleg. Daarmee is de lucht weer wat opgeklaard.

Het is twee maanden later als meneer Jansen weer op uw spreekuur komt. Het wil maar niet vlotten met de schouder. Werken lukt niet en het inpakwerk dat hij daarvoor in de plaats deed is door een reorganisatie komen te vervallen. Hij hangt wat thuis rond en is wat met de tuin bezig. De fysiotherapie gaf weinig verlichting, maar de fysiotherapeut wilde niet zomaar na een paar weken al de behandeling opgeven.

's Nachts heeft hij nog steeds pijn en enige pijnlijke beperking in het abductie-traject. De rotatie is nu ook licht pijnlijk.

Gezien de lange periode van klachten en arbeidsongeschiktheid besluit u maar direct een subacromiale injectie te geven. Bij controle twee weken later gaat het al aanzienlijk beter. Aan het werk is meneer Jansen nog niet, maar hij denkt dat het misschien met een tweede injectie weer helemaal in orde komt. U geeft een tweede subacromiale injectie met een open afspraak – als het goed gaat prima, maar bij klachten retour.

Het is negen maanden later als meneer Jansen zich wederom op uw spreekuur meldt. Opnieuw die ellendige rechterschouder. De klachten bestaan nog maar enkele weken. 'Maar', zei meneer Jansen, 'ik wil er niet zolang mee rondlopen als de vorige keer. De bedrijfsarts vond dat ik maar naar een orthopeed moest gaan, maar dat duurt natuurlijk ook weer weken voor je daar aan de beurt bent. Geef wat mij betreft direct maar een injectie als dat kan.'

Hoeveel injecties mag iemand krijgen?

Een richtlijn voor de hoeveelheid injecties voor de behandeling van schouders is nauwelijks te geven. In veel leerboeken wordt een aantal van drie geadviseerd. Dit is slechts een richtlijn, de beoordeling van de hoeveelheid injecties zal afhangen van de respons van de patiënt. Indien er na twee injecties totaal geen verbetering optreedt, moet nadrukkelijk worden nagedacht over de correctheid van de diagnose en het therapeutisch beleid. Hoe omgegaan moet worden met recidiverende problemen in het abductietraject is nog onduidelijker. Hoe vaak spuiten, wanneer verwijzen?

Indien patiënten na een effectieve behandeling na verloop van tijd weer recidiveren, kan gerust nogmaals met injecties worden behandeld. Uiteraard moet wel aandacht worden besteed aan het feit of er in het werk of de hobby factoren zijn die de schouderklachten onderhouden.

Hoe bij verdere recidieven moet worden gehandeld hangt af van de snelheid waarmee de klachten recidiveerden en van de respons op eerdere behandelingen. Bij snel recidiveren zal sneller verwezen worden.

Vervolg casus

U besluit meneer Jansen nogmaals te behandelen met een subacromiale injectie. Uiteindelijk blijken dat er twee te worden, wederom met een goede respons.

Helaas, zeven weken later staat meneer Jansen alweer tegenover u in de spreekkamer. Hij is hevig teleurgesteld omdat de klachten zo snel terug zijn gekomen, ondanks de aanpassingen die op zijn werk zijn gemaakt. Hij was net weer een weekje aan het werk of de klachten kwamen geleidelijk aan weer terug. Hij had zich maar weer direct ziek gemeld. Behalve die ene week werken staat hij nu alweer enkele maanden buiten het arbeidsproces en heeft hij steeds meer twijfel of hij dit werk wel kan blijven doen.

Een injectie wil hij niet meer en u bent ook niet meer zo happig om met dit beleid door te gaan. U besluit meneer Jansen naar een orthopeed te sturen die zich binnen de maatschap als schouderdeskundige profileert.

Wat zijn de mogelijkheden van de orthopeed?

De orthopeed zal proberen een specifiekere diagnose te stellen. Anamnestisch kan gesteld worden dat de test van Neer positief is, gezien de steeds goede reacties op de subacromiale injecties (inspuiten van lidocaïne subacromiaal doet de pijn verdwijnen).[2]

Het lichamelijk onderzoek laat een *painful-arc* zien, met een geringe rotatiebeperking. Hieruit kan worden opgemaakt dat we te maken hebben met een subacromiaal *impingement*-syndroom, waarbij een (partieel) rotator-cuff-letsel zeker niet is uitgesloten.

Als aanvullende diagnostiek zal een röntgenfoto worden gemaakt ter uitsluiting van andere pathologie van het glenohumerale gewricht en om eventuele calcificaties in het traject van de rotator-cuff weer te geven. Dit laatste is meer bedoeld als ondersteuning van de klinische diagnose. Het al dan niet aanwezig zijn van calcificaties heeft geen effect op de vorm of de uitkomst van de behandeling. Eventueel kan nog een echo worden gemaakt. Echografie is een zeer onderzoekersafhankelijk onderzoek, maar in geoefende handen kan een rotator-cuff-ruptuur fraai in beeld worden gebracht. Met een MRI-onderzoek kunnen afwijkingen van de rotator-cuff betrouwbaar in beeld worden gebracht. Het blijft overigens nog de vraag of een cuff-ruptuur van twee centimeter of kleiner invloed heeft op de uitkomst van een conservatieve dan wel een operatieve behandeling.[3,4]

Gezien het recidiverende karakter van het subacromiale *impingement*-syndroom zal meneer Jansen in aanmerking komen voor operatieve subacromiale decompressie. Dit kan zowel open als artroscopisch gebeuren. Beide methoden geven dezelfde resultaten.[5] Gezien de goede reactie op de injectietherapie is de verwachting dat operatieve behandeling een goed resultaat zal geven. Wel moet wat betreft zijn werkzaamheden het advies overwogen worden om minder schouderbelastend werk te gaan doen.[6]

Vervolg casus

Het is bijna vijf maanden later als meneer Jansen weer tegenover u zit, ditmaal niet voor schouderklachten, maar voor maagklachten. De artroscopische operatie en de aansluitende revalidatie waren zeer succesvol verlopen. Er was uitgebreid overleg geweest met de bedrijfsarts en de werkgever van meneer Jansen over de mogelijkheid hem elders in het bedrijf te plaatsen. Aanvankelijk ging dit moeizaam, omdat herplaatsing binnen het bedrijf niet zomaar te realiseren was, maar ook omdat meneer Jansen liever weer naar zijn oude werkplek terug wilde. Een poging daartoe in deeltijd mislukte jammerlijk omdat zich al snel weer schouderklachten ontwikkelden, maar nu aan de andere schouder.

Via een reïntegratietraject is hij uiteindelijk omgeschoold tot taxichauffeur en daar is hij nu net een maand mee bezig. Het bevalt wel goed, maar hij mist de fysieke belasting en is mede daardoor een stuk dikker geworden.

Literatuur

1   Anema H, Buijs P, Van Amstel R, Van Putten D. Leidraad voor huisarts en bedrijfsarts bij de sociaal-medische begeleiding van arbeidsverzuim. De Huisarts, maart 2002.

2   Neer CS. Impingement lesions. Clin Orthop 1983;173:70-7.

3   Burk jr DL, Karasick D, Kurtz AB, Mitchell DG, Rifkin MD, Miller CL, Levy DW, Fenlin JM, Bartolozzi AR. Rotator cuff tears: prospective comparison of MR imaging with arthrography, sonography, and surgery. Am J Roentgenol 1989;153(1):87-92.

4   Martin-Hervas C, Romero J, Navas-Acien A, Reboiras JJ, Munuera L. Ultrasonographic and magnetic resonance images of rotator cuff lesions compared with arthroscopy or open surgery findings. J Shoulder Elbow Surg 2001;10(5):410-15.

5   Lindh M, Norlin R. Arthroscopic subacromial decompression versus open acromioplasty. A two-year follow-up study. Clin Orthop 1993;(290):174-6.

6   Diercks RL, Ham SJ, Ros JM. Results of anterior shoulder decompression surgery according to Neer for shoulder impingement syndrome; little effect on fitness for work. Ned Tijdschr Geneeskd 1998;142(22):1266-9.

10

Werparm of wegwerparm?*

Een sporter met schouderklachten

Casus

Het is de tweede keer dat de 26-jarige Hugo de Grouw wegens schouderklachten tegenover u zit. U kent hem eigenlijk amper, maar de vorige keer kreeg u de indruk dat volleybal, na zijn vriendin, het belangrijkste in zijn leven is. Al vanaf de middelbare school was hij een goed presterend en actief volleyballer. Veel trainen en inzet leverde zijn A1-team deelname aan de tweede divisie landelijk volleybal op, waar het team goed in de middenmoot van de competitie meedraait. Daarnaast is hij actief bij de begeleiding van de jeugd, als coach van een jeugdteam en bestuurslid voor de jeugdafdeling. Spottend vertelde hij dat hij af en toe verbaasd is dat hij nog tijd overhoudt voor zijn werk als medewerker op een groot accountantskantoor. Gelukkig heeft hij soepele werktijden.

De laatste maanden voor het eerste consult ging het echter niet zo lekker met het volleyballen. Zijn rechterarm geeft steeds klachten. Aanvankelijk voelde hij alleen maar een pijnscheut met bovenhands serveren, maar later breidden de klachten zich steeds verder uit. Tijdens en na trainingen en wedstrijden zijn er klachten van de arm die dan één of twee dagen duren, om vervolgens tijdens activiteiten weer terug te komen. In die periode consulteerde hij u, maar dat was net twee dagen na een wedstrijd en op dat moment waren er nauwelijks klachten. U had zijn rechterschouder onderzocht, maar dat leverde niet zoveel op. Alleen het einde van de abductie was iets pijnlijk, maar verder was er een goede functie.

Zou u nog verder onderzoek van de schouder hebben gedaan?

Bij het verrichten van verder lichamelijk onderzoek is de logische vraag wat de meerwaarde van de diagnostische test is en of dat consequenties heeft voor het beleid.

In de sportgeneeskundige literatuur over sporten met een grote arm- en schouderbelasting wordt vaak als onderliggend mechanisme voor het ontstaan van schouderklachten gesproken van een te grote laxiteit/instabiliteit van kapsel en periarticulaire structuren. Als gevolg hiervan kan – bij belasting van de schouder – tussen humeruskop en acromion inklemming van subacromiale structuren ontstaan (impingement). Dat geeft prikkeling en irritatie van de subacromiale structuren en het uiteindelijke beeld van een 'itis' van de structuren van de rotator-cuff en/of bursa.[1,2]

---

* S. Bredeweg, sportarts AZG, leverde teksten en commentaar voor dit hoofdstuk.

Te grote laxiteit van de periarticulaire structuren kan uiteraard bij bovenhandse belasting, zoals werpbewegingen, ook rechtstreeks een te grote tractie geven op de periarticulaire structuren, waardoor overbelastingsklachten ontstaan.

Over deze mechanismen wordt in de sportgeneeskunde veel geschreven. Veel van deze literatuur berust echter op empirie. Er wordt veel over mobiliteit, laxiteit en instabiliteit geschreven, maar er is weinig daadwerkelijk onderzocht.

Een bijkomend probleem is dat de overgang tussen mobiliteit, laxiteit (hetgeen niet als pathologisch mag worden gezien), een te grote laxiteit en instabiliteit moeilijk af te grenzen is. De interpretatie van eventuele links-rechtsverschillen in translatiemogelijkheid (de 'speelruimte' die de humeruskop heeft ten opzichte van het cavitas glenoidale) van het glenohumerale gewricht (zoals bij de apprehensiontest) is onduidelijk. Van instabiliteit is immers pas sprake als het gewricht met de schuifladetest of de apprehensiontest te subluxeren is. Cijfers over test-hertest- en interdoktervariatie in deze situatie ontbreken.

> – De schuifladetest: het proximale deel van de bovenarm wordt in achterwaartse richting bewogen, met fixatie van het acromion. De test is 'afwijkend' als er een rechts-linksverschil is, maar de klinische betekenis is onduidelijk.
> – De apprehensiontest: de patiënt ligt op de rug. De arm wordt 90° geabduceerd en maximaal geëxoroteerd. In deze positie wordt druk op de kop van de bovenarm naar boven (voren) gegeven. Indien dit pijnlijk is of indien de humeruskop subluxeert is de test positief.
> – De relocatietest: dit is een vervolg op de apprehensiontest. Indien bij een positieve apprehensiontest druk op de kop van de bovenarm naar onderen (achteren) wordt gegeven 'schiet' de humeruskop weer terug of verdwijnt de pijn.

De consequentie van de hier beschreven theorieën is dat binnen de sportgeneeskunde bij schouderklachten altijd onderzoek wordt gedaan naar de stabiliteit van het glenohumerale gewricht door middel van stabiliteitstests als de schuiflade-, de apprehension- en de relocatietest.

In hoeverre het in dit stadium nuttig is om de stabiliteit te testen is niet duidelijk, zeker in een eerste klachtenepisode bij een niet-professionele sporter die nooit een schouderluxatie of subluxatie heeft gehad. Het is onduidelijk in hoeverre een positieve apprehensiontest zonder verdere instabiliteitsklachten consequenties heeft bij de hier beschreven klachten.

Vervolg casus *Onder de diagnose overbelasting had u Hugo de Grouw tijdens dat eerste consult geadviseerd een maand lang af te zien van bovenhandse sportactiviteiten. Even geen wedstrijden en bij trainingen alles onderhands doen. Het kostte wel de nodige moeite om hem van de noodzaak te overtuigen even rustig aan te doen.*

Fysiologie van de werp- of smashbeweging[3]

Voor een bovenhandse werp- of slagbeweging wordt het gehele lichaam gebruikt als een kinematische keten om energie van de romp over te brengen op de arm. Deze keten bestaat uit het positioneren van de voeten en de benen, rotatie van het bekken en de romp, extensie van de elleboog, endorotatie van de schouder en palmairflexie van de pols. Om een werpbeweging uit te kunnen voeren wordt eerst een tegengestelde beweging gemaakt (romprotatie naar achteren van de zijde van de werparm, exorotatie van de schouder, extensie van de elleboog en dorsaalflexie van de pols) om zoveel mogelijk bewegingsruimte voor de beweging te krijgen. Door rek ontstaat toename van de exorotatie van het glenohumerale gewricht. Dit geeft meer bewegingsruimte en hierdoor kan harder gegooid of geslagen worden. Het gaat hier om een functionele aanpassing. Bij veelvuldig gooien of slaan kan echter overbelasting ontstaan van het voorste kapsel en labrum. Dit zou uiteindelijk kunnen resulteren in te grote laxiteit en anterieure instabiliteit van het glenohumerale gewricht. Na de gooi- of werpbeweging moet de gegenereerde energie door een deceleratiebeweging ook weer door de spieren en de banden worden geresorbeerd. Ook hierbij gaat het om grote krachten. Van belang is een goede spiercoördinatie voor het waarborgen van de stabiliteit. Door overbelasting en vermoeidheid kunnen deze mechanismen tekortschieten.

Vervolg casus *De eerste keer is inmiddels vier maanden geleden en nu zit Hugo de Grouw voor de tweede keer bij u. Het volleyballen wil helemaal niet meer en ook voorwerpen optillen geeft klachten. Zelfs 's nachts in bed doet de schouder pijn. En, echt waar, hij had een maand rustig aan gedaan met sporten. Daarna ging het nog een maand goed en toen begonnen de klachten weer. Echt fout ging het na de wedstrijd twee weken geleden. Tijdens de wedstrijd had hij wel last van de schouder gehad, maar hij had nog wel kunnen spelen. De ellende begon de avond na de wedstrijd. Wat ging die schouder toen pijn doen, hij kon er nauwelijks van sla-*

pen. Hij had op het punt gestaan om de dienstdoende dokter te bellen. Op goed geluk had hij twee ibuprofen geslikt, dat gaf gelukkig verlichting. De volgende dag ging het wel weer. Met af en toe een ibuprofen was hij de laatste twee weken doorgekomen. De ibuprofen geeft wel verlichting, maar het gaat niet over.

Het verhaal is u wel duidelijk. Zo te horen is er sprake van een stevige overbelastingsontsteking. U bent dan ook niet verbaasd dat er bij het functieonderzoek van de schouder veel pijn is in het abductietraject en dat er een beperking is van zo'n 30°.

Omdat Hugo de Grouw zelf al NSAID's heeft geslikt besluit u om meteen maar een subacromiale injectie te geven.

Een week later ziet u Hugo de Grouw weer. Hij is zeer enthousiast: de pijn was binnen drie dagen praktisch verdwenen, daarmee lukte het ook weer om de arm goed bovenhands te bewegen. Hij zag zijn volleybalrentree wel zitten. Uiteraard bent u ook zeer tevreden met deze succesvolle interventie, maar u moet zijn enthousiasme toch wat temperen. Als hij weer volop gaat trainen zou het voor uw gevoel snel opnieuw mis kunnen gaan.

Nu hij nauwelijks meer klachten heeft lijkt het een goed moment om de stabiliteit van het glenohumerale gewricht te testen. U vindt dit altijd een lastig onderzoek en heeft in de praktijk wel geleerd dat veel pijn in de schouder de eigenlijke uitvoering van de apprehensiontest in de weg staat. Door de secundaire spierspanning is er dan nauwelijks een uitspraak te doen over laxiteit of instabiliteit.

Wanneer is er sprake van een instabiele schouder?

Instabiliteit van de schouder is het onvermogen van de patiënt om de schouder in de kom te houden. Dit uit zich door luxatie of subluxatie van de schouder. Een speciale presentatie van een subluxatie is het dead-arm-syndroom. Hierbij ontstaat tijdens een (meestal bovenhandse) beweging plotseling hevige pijn in de schouder, gepaard gaande met een onvermogen om de arm nog te bewegen. De arm valt figuurlijk gesproken dood weg. De hevige pijn duurt zo'n vijf minuten en trekt geleidelijk aan weg. Daarmee herstelt zich de beweeglijkheid van de arm. Je zou dit kunnen vergelijken met de klachten die ontstaan bij, bijvoorbeeld, de acute inklemming van een corpus librum of meniscus in het kniegewricht. Bij de schouder berust het onderliggende mechanisme op een korte subluxatie van de humeruskop.

Laxiteit zegt in het geval van de schouder iets over de translatoire beweeglijkheid van de humeruskop ten opzichte van het cavitas glenoidale. Ieder gewricht heeft een mate van laxiteit. Als er een te grote beweeglijkheid is in één of meer richtingen, is er sprake van hyperlaxiteit. De grens tussen laxiteit en hyperlaxiteit is moeilijk te trekken. Nog lastiger is om te beoordelen of hyperlaxiteit de onderliggende oorzaak kan zijn voor schouderklachten.

Vervolg casus	*Zoals u al had verwacht kwam u met de schuiflade-, apprehension- en relocatie-test niet zoveel verder. U kon in ieder geval het gewricht niet (sub)luxeren. Was er rechts wat meer speling tussen kop en kom dan links? Misschien wel, maar u blijft het moeilijk vinden om dat te beoordelen.*

U houdt uw diagnose toch maar op een overbelasting met secundaire ontste-kingsreactie.

U tempert het enthousiasme van Hugo de Grouw een beetje. Voorlopig geen bovenhandse sportactiviteiten. Eerst alles goed tot rust laten komen. Omdat u eraan twijfelt of hij zich inderdaad zal inhouden met volleyballen, biedt u voor verdere begeleiding verwijzing aan naar een in sportfysiotherapie geïnteresseerde fysiotherapeut. Dit lijkt hem wel wat. Met een brief voor de fysiotherapeut keert hij huiswaarts.

Driekwart jaar later zit Hugo de Grouw opnieuw tegenover u. Opnieuw schouderklachten rechts. Volgens De Grouw was het zeker een half jaar lang prima gegaan. Na het laatste consult was hij zo'n zes keer bij de fysiotherapeut geweest. Die had zich gestort op de spieren van zijn schoudergordel en was uitge-breid ingegaan op het slaan van een correcte smash.

Zo'n zes weken geleden waren de klachten echter weer begonnen. Aanvankelijk viel het wel mee, maar bij het slaan van een harde smash, zo'n twee weken gele-den, leek het wel of zijn arm plotseling blokkeerde. De pijn was enorm. Hij had het gevoel gehad dat zijn arm uit de kom ging, maar dat was niet zo. De hevige pijn duurde maar een paar minuten, daarna ging het beter en kon hij de arm ook weer bewegen. Maar sinds die tijd is de pijn geleidelijk aan toegenomen en is het ook pijnlijk geworden om op de schouder te liggen. Met een ibuprofen kan hij de zaak redelijk in de hand houden, maar aan volleybal hoeft hij voorlopig niet te denken. Hij vraagt zich af of hij niet weer zo'n injectie kan krijgen.

Bij onderzoek ziet u wederom een pijnlijke en iets beperkte abductie. Ook is de exorotatie nu wat gevoelig, maar er zijn geen rotatiebeperkingen. De schuiflade-, de apprehension- en de relocatietest zijn door de pijn moeilijk te beoordelen. U kunt de humeruskop niet (sub)luxeren.

Zou u Hugo de Grouw weer een injectie geven?	Vanuit de stellingname om in ieder geval eerst de ontstekingsreactie te behandelen, is er op dit moment zeker een indicatie voor antiflogisti-sche therapie. Dit kan in de vorm van een goede dosering NSAID en/of een subacromiale corticosteroïdinjectie. Gezien zijn voorgeschiedenis en zijn klachten nu is het wenselijk aanvullend advies te geven om reci-dieven te voorkomen.
Vervolg casus	*U geeft hem een recept voor twee weken diclofenac 50 mg drie keer daags en ver-wijst hem naar een sportarts.*

Wat kan de
sportarts voor
Hugo de Grouw
betekenen?

In het geval van Hugo de Grouw wordt als werkdiagnose uitgegaan van een subacromiale *impingement* ten gevolge van overbelasting. Gezocht wordt naar een oorzaak voor deze recidiverende klachten. Daarbij wordt in het bijzonder gekeken naar motiliteit, laxiteit of instabiliteit van het glenohumerale gewricht en het functioneren van de scapula. Achterliggende gedachte hierbij is dat door een te grote laxiteit van de gewrichtskapsels en/of banden de rotator-cuff bij de abductie-/anteflexiebeweging tegen de onderzijde van het acromion aankomt, met als gevolg microtraumata, irritatie en ontstekingsreacties. Dit is een ander mechanisme dan de *impingement* door cuff-degeneratie, waarbij sprake is van inklemming in een te nauwe subacromiale ruimte.

Het revalidatietraject bestaat uit drie fasen.[4,5] De acute fase, de herstelfase en de functionele fase. In de acute fase is het van belang om de symptomen te laten uitdoven en te komen tot een zo optimaal mogelijke functie van het glenohumerale gewricht. Dit kan worden gedaan met rust en ontstekingsremmende middelen (NSAID's en/of injecties). Indien de functie van het glenohumerale gewricht weer (bijna) optimaal is, kan worden overgegaan naar de herstelfase.

In de herstelfase wordt de rotator-cuff opbouwend getraind, in combinatie met stabilisatieoefeningen van de scapula. Voor de rotator-cuff betekent dit exo- en endorotatieoefeningen. Opbouwend, dat wil zeggen: starten met isometrische oefeningen, om daarna de belasting op te voeren door het gebruik van een elastiek of gewichten. Als dit goed gaat kunnen deze oefeningen ook nog worden gedaan met de arm in 90° abductie. De stabilisatieoefeningen van de scapula zijn gericht op versterking van de musculus serratus anterior, de musculus rhomboideus minor en major, en de musculus trapezius. Deze oefeningen kunnen thuis worden gedaan, maar begeleiding van een (sport)fysiotherapeut is wenselijk. Praktische voorbeelden en video's van deze oefeningen zijn te vinden op de website: www.orthop.washington.edu/shoulder-elbow/instability.

In de functionele fase wordt het programma uitgebreid naar de sportspecifieke belasting. De oefeningen worden uitgebouwd naar de voor de sport specifieke situatie en de trainingen worden gelijkmatig opgebouwd. De duur van een dergelijk revalidatietraject kan drie tot zes maanden in beslag nemen. Ook na deze periode is het verstandig om de spierversterkende oefeningen te blijven doen, bijvoorbeeld als warming-up van de trainingen.

De hier beschreven werkwijze is een weergave van de gebruikelijke aanpak zoals die in de dagelijkse sportgeneeskundige praktijk gehanteerd wordt. Deze benadering is vooral pragmatisch – er is geen onderliggend onderzoek met de vraagstelling of stabilisatieoefeningen de laxiteit en stabiliteit van het glenohumerale gewricht verbeteren. Dat komt waarschijnlijk mede omdat het niet goed mogelijk is om objectief te observeren of de functionele stabiliteit te verbeteren. Wel is er een positief effect van oefentherapie bij schouderklachten aangetoond ten opzichte van een afwachtend beleid.[6]

Vervolg casus

Het is anderhalf jaar later als u Hugo de Grouw weer ziet. Niet voor zijn schouder deze keer, maar omdat hij met klussen iets in het oog heeft gekregen. Terwijl u met het onderzoek en de behandeling daarvan bezig bent, informeert u naar het beloop van zijn schouderklachten na het revalidatietraject bij de sportarts. Het was een lange weg geweest, die toch zeker wel zes maanden had geduurd. Vooral in het begin van de behandeling was er nauwelijks verbetering geweest van zijn klachten. Hij had de behandeling wegens gebrek aan resultaat eigenlijk willen afbreken, ook omdat hij gedacht had dat een orthopeed mogelijk operatief wel wat aan zijn schouderprobleem kon doen. De sportarts had hem er echter van weten te overtuigen dat operatieve behandeling voor hem geen optie was.

In het geval van Hugo de Grouw heeft een decompressieoperatie van de rotator-cuff geen zin omdat het ontstaansmechanisme van de *impingement* anders is. Operaties gericht op het opspannen van het gewrichtskapsel en de rotator-cuff zijn geen optie, ook al omdat een dergelijke ingreep gepaard gaat met functieverlies van de schouder.

Vervolg casus

Uiteindelijk is het allemaal wel redelijk goed gekomen. Maar helemaal optimaal is het nooit meer geworden. Na een wedstrijd waren er altijd wel wat klachten. Een half jaar geleden had hij echter op zijn werk promotie gemaakt. Meer verantwoording betekende ook langere en onregelmatiger werkdagen. Spelen in het A1-team en het bestuurswerk lukte door de toegenomen tijdsbelasting niet meer. Alleen zijn jeugdteam begeleidt hij nog. De schouder is nu helemaal geen probleem meer.

Literatuur

1   Blevins FT. Rotator cuff pathology in athletes. Sports Med 1997;24:205-20.

2   Jobe FW, Kvitne RS, Giangarra CE. Shoulder pain in the overhand or throwing athlete. The relationship of anterior instability and rotator cuff impingement. Orthop Rev 1989;18:963-75.

3   Fleisig GS, Barrentine SW, Escamilla RF, Andrews JR. Biomechanics of overhand throwing with implications for injuries. Am J Sports Med 1995;23;233-9.

4   Kibler WB, McMullen J, Uhl T. Shoulder rehabilitation strategies, guidelines, and practice. Orthop Clin North Am 2001;32:527-38.

5   Wilk KE, Meister K, Andrews JR. Current concepts in the rehabilitation of the overhead throwing athlete. Am J Sports Med 2002;30:136-51.

6   Ginn KA, Herbert RD, Khouw W, Lee R. A randomized, controlled clinical trial of treatment for shoulder pain. Phys Ther 1997;77:802-11.

Register

Practicum huisartsgeneeskunde

In de reeks Practicum huisartsgeneeskunde zijn nog leverbaar:

Astma en COPD
Bovenbuikklachten
Conflicten met patiënten
De geriatrische patiënt
Diabetes mellitus in de huisartspraktijk
Ethische problemen in de huisartspraktijk
Functionele buikklachten
Gehoor- en evenwichtsstoornissen
Huisarts en bedrijfsgezondheidszorg
Huisarts en moeheid
Huisarts en pijn op de borst
Huisarts en sport
Hypertensie
Menstruatieklachten
Mondaandoeningen in de huisartspraktijk
Schildklierziekten
Seksuele problemen
Somatisatie
Spoedgevallen
Zieke zuigelingen

In voorbereiding:
Urologische problemen

Voor het bestellen van losse delen of voor opgave van een abonnement
op de serie Practicum huisartsgeneeskunde kunt u contact opnemen met
Reed Business Information, klantenservice: tel. 0314 - 358 358 of
e-mail: gezondheidszorg@reedbusiness.nl
Losse delen zijn ook verkrijgbaar via de boekhandel.

Printed in the United States
By Bookmasters